JN047704

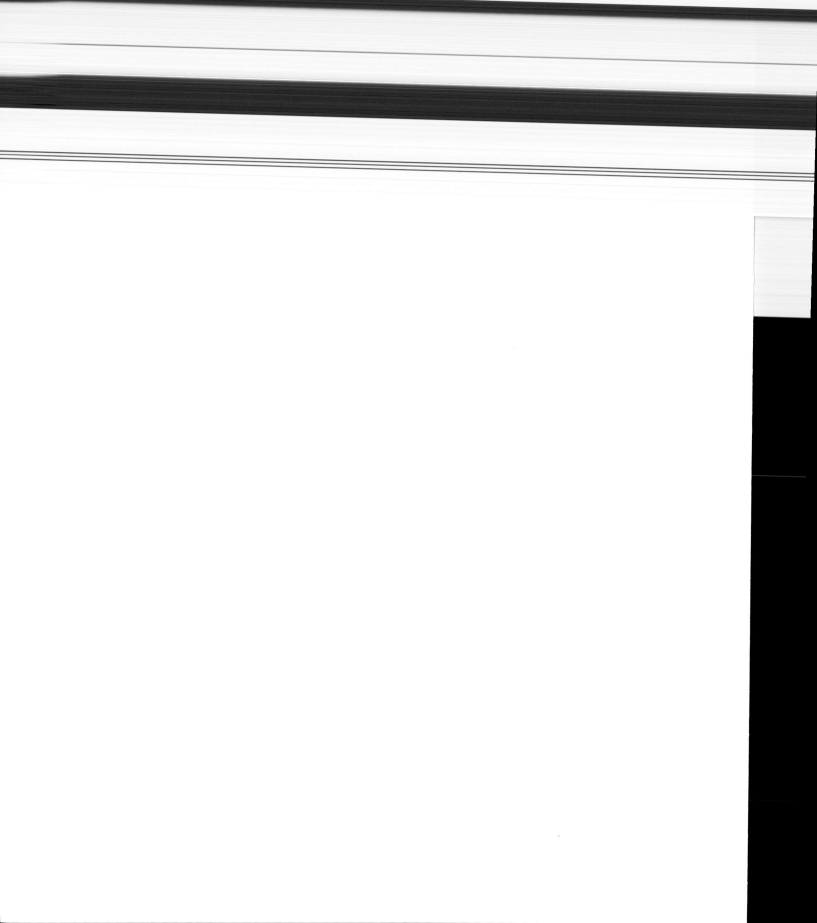

認知症

東京医科大学高齢総合医学分野 特任教授
南東北グループ総合東京病院認知症疾患研究センター長 **羽生春夫** 著

東京医科大学高齢総合医学分野 教授 **櫻井博文**

南 山 堂

…して，2023 年には 700 万人を超えると推測されています．これは，65 歳以上の高齢者の 5 人に 1 人に相当します．さらに，認知症の前段階の軽度認知障害（MCI）もほぼ同数いると推定されるため，3 人に 1 人が認知症またはその前段階ということになります．すなわち，認知症は誰もがかかわりをもつ最も common な疾患ということになります．

　認知症のなかで，最も多いのがアルツハイマー型認知症ですが，そのほかにもさまざまな原因疾患が知られており，症状や経過に違いがみられます．治療やケアも異なってくるため，正しく認知症を理解し，早期に診断・鑑別を行い，適切な対応をすることが求められます．

　本書では，第 1 章では認知症についての基礎知識，第 2 章ではアルツハイマー病をはじめとする認知症の原因疾患，第 3 章では BPSD（行動・心理症状）とその対処法について解説されています．さらに，最新のトピックスもコラムとして取り上げられています．また，平易な文章で，図表やイラストを多く用いてコンパクトにまとめられており，実際に認知症患者の診療や介護に携わる看護師だけでなく，臨床医や薬剤師，ケアを担当している介護スタッフ，また，はじめて認知症を学ぶ看護学生をはじめとした医療系の学生など，多くの方々に活用していただけると思います．

　本書を通じて，認知症ケアのスキルアップにつながることを切に願い，多くの患者のケアに役立つことができれば幸いです．

2020 年 4 月

東京医科大学高齢総合医学分野 特任教授　羽生 春夫

第**2**章 **認知症の種類** ……………………………………… 43

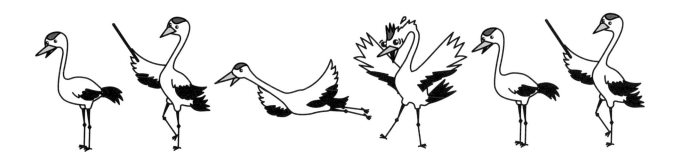

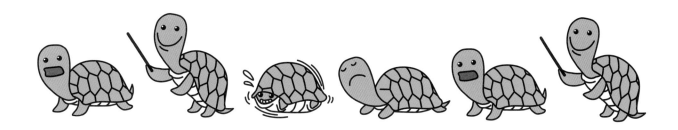 COLUMN

本 書 の 特 徴

　本書は3章構成となっています．知りたい内容の項目から読んでいってももちろん構いませんが，第1章から読み進めることで，認知症全般の基礎知識，原因となるさまざまな疾患，認知症の行動・心理症状（BPSD）への対処法について，順番に理解することができます．

第1章　認知症の基礎知識

　まず本章では，認知症全般の基礎知識についてとりあげます．認知症の定義や発症頻度といった概要から，認知症でみられるさまざまな症状，検査や診断の方法，治療法，認知症発症に関する危険因子などについて解説していきます．

第2章　認知症の種類

　本章では，認知症の原因のなかで占める割合の多い4つの疾患（アルツハイマー病，血管性認知症，レビー小体型認知症，前頭側頭型認知症）をとりあげます．それぞれの疾患について，その特徴や発症のメカニズム，臨床症状と経過，検査や診断の方法，治療法などについて解説していきます．

第3章　BPSDとその対処法

　認知症をもつ患者のケアでとても重要なのが，BPSDへの対応でしょう．そこで，本章では，さまざまなBPSDを睡眠，食事，排泄・清潔ケア，感情，動作，精神という6つのカテゴリーに分け，それぞれの代表的な症状について，症状が現れる原因や具体的な対応方法について解説していきます．

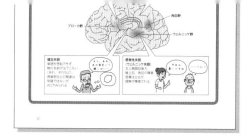

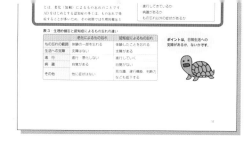

POINT3

BPSDへの対応も充実！

第3章では，まるまる1章，BPSDへの対応を取り上げました．明日からのケアに活かせるヒントが満載です．

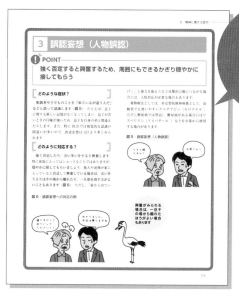

> BPSDへの
> 対応もこれで
> バッチリ！

POINT4

コラムも充実！

コラムでは，ナースが知っておきたい認知症に関する最新のトピックスを取り上げました．

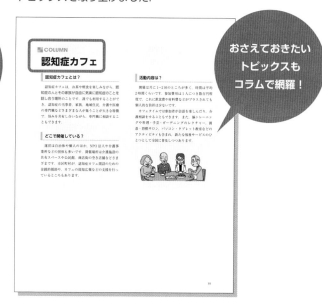

> おさえておきたい
> トピックスも
> コラムで網羅！

認知症の基礎知識

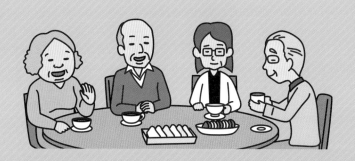
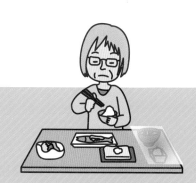
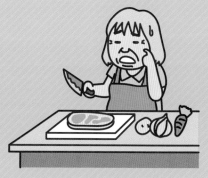

1 認知症とは

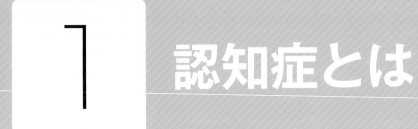

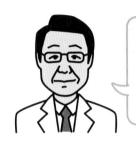

認知症は，高齢になると増加し，介護を要する原因の第1位でもあります．日常生活に支障をきたすことから，本人のみならず介護者へも大きな負担をもたらします．さまざまな原因疾患によって起こりますが，適切な治療やケアのためにも正しく理解し，早期の診断につなげることが重要です．

1 認知症の定義

! POINT

知的機能が低下し，日常生活に支障をきたすようになった状態

認知症の定義とは？

　認知症とは，「一度獲得された知的機能が，①後天的な，②脳の器質的障害によって，③全般的に低下し，④社会生活や日常生活に支障をきたした状態で，これらが⑤意識障害のないときにみられる」と定義されます．ここでの知的機能とは，「記憶，見当識，言語，認識，計算，思考，意欲，判断力など」を指します．したがって，**表1**のように定義されます．

表1 | 認知症の定義

①後天的	先天的な精神遅滞とは区別される
②器質的障害	機能的なうつ病などとは区別される
③全般的に低下	記憶以外にもさまざまな知的機能が障害されるため，記憶のみの障害による健忘症候群とは区別される．ただし，病初期には，記憶障害のみを呈することが多い
④社会生活や日常生活に支障	「タレントの名前を思い出せない」などといった生理的健忘とは区別され，仕事や日常生活に明らかな障害がみられる
⑤意識障害がない	せん妄のような意識レベルが低下していないときに知的機能障害がみられる

歳以上の高齢者の5人のうち1人が認知症であることを示しています．高齢となるにしたがい増加し，男性より女性に多くみられます（**図1**）．

また，認知症の前段階とされる軽度認知障害（mild cognitive impairment，MCI）もほぼ同数いると見積もられています（p.5参照）．

症としては血管性認知症（39.8%），アルツハイマー型認知症（25.4%），頭部外傷後遺症（7.7%）の順に多くみられました．

経済的なサポートとして自立支援医療制度による医療費の公費負担や，休職した場合には最長で1年6ヵ月間傷病手当金を受けることができます．初診日を6ヵ月経過した時点で精神障害者保健福祉手帳の申請が可能となります．また，初診日より1年6ヵ月以降であれば，障害年金の申請を行うことができます．

図1 ┃ 認知症の有病率

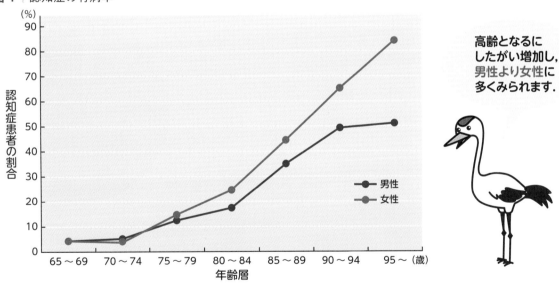

高齢となるにしたがい増加し，男性より女性に多くみられます．

（文献1）より作成）

全国10市町における65歳以上の住民計約9,000人を対象に行われた厚生労働省研究班の大規模研究によれば，2012年時点の65歳以上の認知症の有病率は15%で，全国の認知症高齢者数は約462万人と推計された．また，MCIの高齢者も約400万人と推計された．

3　認知症の原因となる疾患

！POINT

**アルツハイマー型認知症が過半数を占め，次いで血管性認知症，
レビー小体型認知症が多い**

［認知症の原因は？］

　認知症は多くの原因疾患によって起こります（**表2**）.
病型別では，アルツハイマー型認知症（Alzheimer's
disease，AD）が最も多く，疫学研究では，認知症
全体の 60〜70% が AD とされています．次いで血
管性認知症（vascular dementia，VaD），レビー小
体型認知症（dementia with Lewy bodies，DLB）
と続きます（**図2**）.

　また，甲状腺機能低下症，ビタミン B_{12} 欠乏症，
正常圧水頭症，慢性硬膜下血腫など適切な処置や治
療によって，改善・治療が期待できる疾患を「治療
可能な認知症（treatable dementia）」といいます．
もの忘れ外来では，10% 程度に治療可能な認知症が
含まれるため，見逃してはいけません．

> **ひとくちメモ**
> **「アルツハイマー病」と「アルツハイマー型認知症」**
> 　「アルツハイマー病」は病理学的状態または病態生理学的
> 過程を抱合する用語として用いられ，「アルツハイマー病」
> という病理学的背景に基づいて生じた認知症を「アルツハ
> イマー型認知症」と呼びます．なお，本書では両者を含め
> て AD と略します．

表2｜認知症の原因となる疾患

神経変性疾患	アルツハイマー型認知症，前頭側頭型認知症（ピック病），レビー小体型認知症，パーキンソン病，進行性核上性麻痺，大脳皮質基底核変性症，ハンチントン病
脳血管障害	脳梗塞／脳出血（血管性認知症）
感染性疾患	クロイツフェルト・ヤコブ病(プリオン病)，ヘルペス脳炎，AIDS脳症
内科疾患など	甲状腺機能低下症，ビタミンB_1欠乏症（ウェルニッケ脳症），ビタミンB_{12}欠乏症，透析脳症（AI），アルコール中毒
脳外科的疾患	正常圧水頭症，慢性硬膜下血腫，頭部外傷

赤字は「治療可能な認知症」.

図2｜認知症の原因疾患の内訳

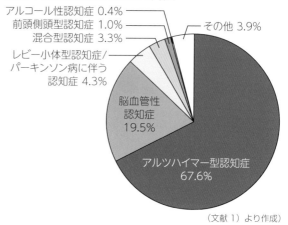

アルコール性認知症 0.4%
前頭側頭型認知症 1.0%
混合型認知症 3.3%
レビー小体型認知症／
パーキンソン病に伴う
認知症 4.3%
脳血管性認知症 19.5%
その他 3.9%
アルツハイマー型認知症 67.6%

（文献1）より作成）

面接調査で診断が確定した 978 名.

AD は徐々に増加しています．また最近では，超高
齢者にみられる神経原線維変化型老年期認知症

（三環系抗うつ薬），ベンゾジアゼピン系睡眠薬，抗不安薬，
ヒスタミン H₁ 受容体拮抗薬（抗ヒスタミン薬），ヒスタミ
ン H₂ 受容体拮抗薬などが挙げられます．

4 軽度認知障害

POINT
認知症と正常の境界で，認知症の前段階

軽度認知障害とは？

　軽度認知障害（mild cognitive impairment，MCI）
とは，記憶などの認知機能に障害がみられても日常
生活に支障をきたさない状態を指します．Petersen
らは当初，**表3** に示すような記憶障害に限定した
健忘型 MCI を提唱しましたが，最近では，「正常で
もない，認知症でもない，その中間的な状態」を指
す症候群と理解されています（**図3**）．

　MCI の基礎疾患には多様な病理学的変化が推定
されていますが，実際には AD を基盤としているこ
とが多く，最近では，このような病態を "MCI due
to AD" として，より早期の AD または pre-AD と
しての位置づけがなされています．

表3｜Petersen らによる健忘型 MCI

①主観的な記憶障害の訴え
②客観的な記憶障害の確認
　（年齢対照正常者の平均値の1.5SD以下）
③日常生活動作は正常
④全般的な認知機能は正常
⑤認知症ではない

　なお，DSM-5 では "mild neurocognitive disorder"
という新たな用語が軽度認知障害と同義語に用いら
れています．

どのくらいの人がなっているの？

MCI の有病率は 65 歳以上の高齢者で 15〜25%，罹患率は 20〜50／1,000 人／年程度とされています．MCI から認知症への移行はおよそ 5〜15%／年であり，AD へ進展することが最も多いです（**図4**）．一方，リバート（健常へ戻る）はおよそ 16〜41%／年とされていますが，リバーターがどのような特性を持つのかは不明です（うつなどの機能性疾患が含まれているものと考えられます）．

認知症への進展を予防する方法は？

MCI から認知症への早期移行を正確に予測することは困難ですが，① ApoE4 保持者，②神経心理学的検査で遅延再生（近時記憶）が不良，③ MRI による内側側頭葉の萎縮，④ PET や SPECT による側頭頭頂葉や後部帯状回の血流や代謝の低下，⑤髄液のリン酸化タウの高値（またはリン酸化タウ／Aβ42 比が高値），がみられる場合に認知症（特に AD）へ進展する確率が高いとされています．

MCI から認知症への進展予防として，抗認知症薬の効果は確認されていないため，それらの使用は推奨されていません．高血圧や糖尿病，脂質異常症，脳血管障害の既往などが，MCI から認知症への進展を促進する要因となりますので，それら危険因子のコントロールや，適度な運動，趣味などを生かした活動的な生活習慣などが推奨されています（**図5**）．

図3 | MCI の位置づけ

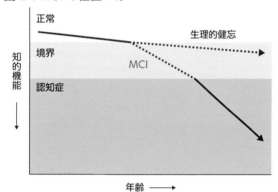

MCI は加齢延長線上にみられる認知機能低下とは異なり，より急速に知的機能は低下し，認知症に移行しやすい．

図4 | MCI の転帰

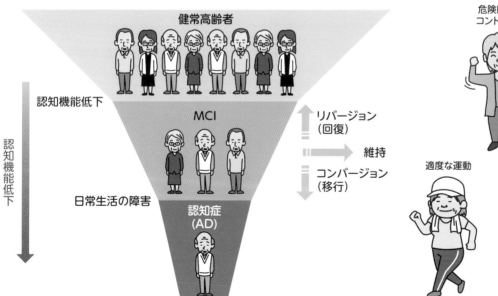

図5 | MCI から認知症への進展予防

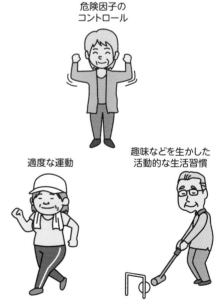

認知症と自動車運転

高齢者の免許更新はどうなっているの？

　2017年3月に改正道路交通法が施行され，75歳以上の高齢者では，3年に一度の免許更新時と一定の交通違反をした人に対して認知機能検査が行われることになりました（**図**）．認知機能検査は，時間の見当識，手がかり再生，時計描画からなり，総合点が49点未満となった場合には，記憶力・判断力が低くなっている者（第1分類）と判定され，専門医の診断を受ける必要があります（**表**）．そこで，認知症の診断がなされると，公安委員会より免許の停止・取り消しが行われます．

図 │ 改正道路交通法における75歳以上の高齢者に対する認知症対策

一定の違反行為をしたとき

一定の違反行為
→ 臨時認知機能検査
　認知機能検査の結果が悪くなっている → 臨時高齢者講習 2時間
　認知症のおそれ

臨時適性検査または診断書提出命令

運転免許証を更新するとき

更新時の認知機能検査
　認知症のおそれ
　認知機能低下のおそれ → 高齢者講習（高度化）3時間
　認知機能低下のおそれなし → 高齢者講習（合理化）2時間

認知症 免許取り消し 免許停止

(警察庁：認知機能検査について.
https://www.npa.go.jp/policies/application/license_renewal/ninchi.html より作成)

表 │ 認知機能検査

時間の見当識	検査時における年月日，曜日および時間を回答する
手がかり再生	一定のイラストを記憶し，採点には関係しない課題を行った後，記憶しているイラストをヒントなしに回答，さらにヒントをもとに回答する
時計描画	時計の文字盤を描き，加えてその文字盤に指定された時刻を表す針を描く

1 認知症の症状

!POINT
中核症状と BPSD から構成される

［認知症にはどのような症状がある？］

　認知症の症状は，大きく分けて中核症状と BPSD（behavioral and psychological symptoms of dementia）に分けられます（**図1**）．

　中核症状は，認知症のコアとなる症状で，病理変化の進展に伴い進行・増悪していきます．記憶障害や失語，失行，失認，遂行機能障害などからなり，生活のなかでは，徐々に自分でできることが少なくなっていきます．

　BPSD は，認知症の行動・心理症状のことです．妄想，幻覚，徘徊，興奮，不安・焦燥，抑うつなどが含まれます．以前は「周辺症状」ともよばれていましたが，なかにはこれらが主症状となることもあります．患者の置かれた環境や介護者の対応などによって影響を受けることが多く，介護負担の大きな要因ともなります．

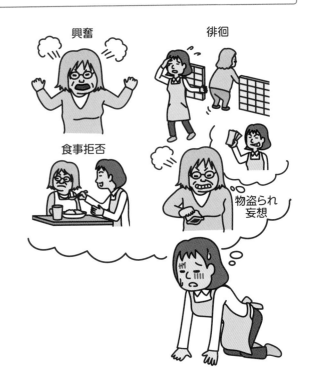

2 中核症状

POINT

記憶障害，遂行機能障害，失語，失行，失認などがある

記憶障害とは？

　そもそも，記憶というものは3つの情報処理過程から成り立っています（**図2**）．認知症になると，このうち登録はできても，把持や再生（想起）が障害されるため，一度覚えたことを思い出せないといった症状が起こります．

　また，記憶にはいくつかの分類方法があります．まず，内容による分類です（**図3**）．言葉で表現される陳述記憶と表現されない非陳述記憶に分けられます．陳述記憶に関する脳の重要な回路としてPapez回路があり，この回路が障害されると記憶障害をきたします（**図4**）．認知症では，陳述記憶のなかのエピソード記憶（出来事記憶）は初期から障害されやすいです．しかし，非陳述記憶である手続き記憶はある程度進行しても保たれます．

図2 記憶の情報処理過程

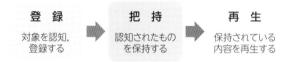

登　録	把　持	再　生
対象を認知，登録する	認知されたものを保持する	保持されている内容を再生する

　次に，記憶時間による分類です（**図5**）．即時記憶と近時記憶，遠隔記憶に分けられます．認知症では近時記憶から障害され，進行すると遠隔記憶も障害されてきます．一方，即時記憶は障害されにくく，即時記憶が障害されるのは，意識障害（せん妄など）やうつ病などで注意・集中力が低下した状態です．

見当識障害とは？

　見当識とは，時間，場所，人物を認識する機能です．認知症になると，時間の見当識（今日は何月何

図 3 ｜ 記憶内容による分類

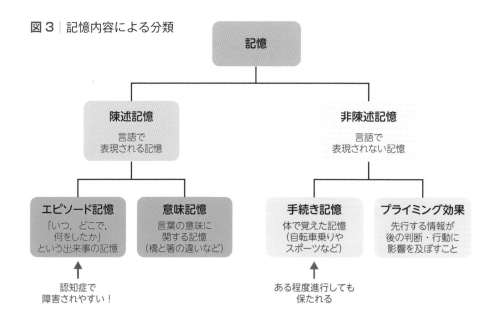

```
                        記憶

        陳述記憶                    非陳述記憶
        言語で                      言語で
        表現される記憶               表現されない記憶

  エピソード記憶    意味記憶      手続き記憶      プライミング効果
  「いつ，どこで，  言葉の意味に    体で覚えた記憶   先行する情報が
  何をしたか」     関する記憶     （自転車乗りや   後の判断・行動に
  という出来事の記憶（橋と箸の違いなど）スポーツなど）  影響を及ぼすこと

      ↑                          ↑
  認知症で                    ある程度進行しても
  障害されやすい！             保たれる
```

図 4 ｜ Papez 回路

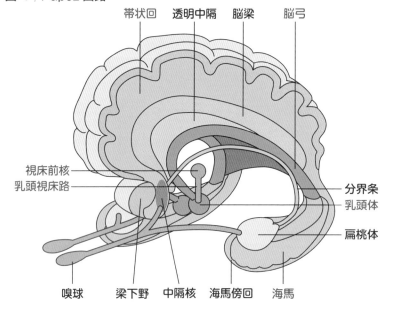

帯状回　透明中隔　脳梁　脳弓

視床前核
乳頭視床路

分界条
乳頭体

扁桃体

嗅球　梁下野　中隔核　海馬傍回　海馬

海馬ー脳弓ー乳頭体
ー乳頭視床路ー視床
前核ー帯状回ー海馬
を結ぶ回路です．

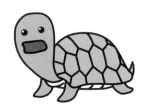

日か？）から障害され，次いで場所の見当識（ここはどこか？）が障害されていきます．

遂行機能障害とは？

遂行機能（実行機能）とは，行動の目標や計画を立て，実行し，さらに状況に応じて調整修正しながら完結する機能です．認知症になり，この機能が障害されると，仕事や家事などを段取りよく進められなくなります（例：肉じゃがが上手に作れない）（図6）．前頭葉外側または関連する皮質下経路の障害と関連しています．

失語とは？

失語とは，言語機能に障害が起こることです．言語機能とは，「聞く」，「話す」，「読む」，「書く」機能です．失語の多くは，優位半球（多くは左大脳半球）の障害によって起こり，障害が起きた部位によって，失語の症状も異なります（図7）．

失行とは？

失行とは，運動麻痺や失調がないのに，目的に沿った行為ができない状態のことをいいます．たとえば，うまく洋服が着られないことを着衣失行といいますが（図8），これは劣位（右側）半球頭頂葉の障害によるものです．

失認とは？

失認とは，対象を認識できない状態のことです．たとえば，半側空間失認（無視）とは，左半側空間を無視してしまうため，お膳の左半分を残してしまう，いつも車の左側をこすってしまうなどです（図9）．多くは劣位（右側）頭頂葉の障害によります．

図6｜遂行機能障害の例

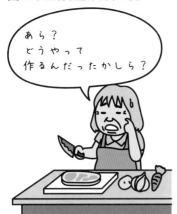

図8｜失行の例（着衣失行）

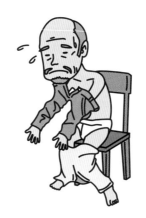

図9｜失認の例

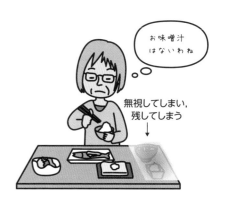

図7｜脳の言語中枢の障害箇所と起こる失語

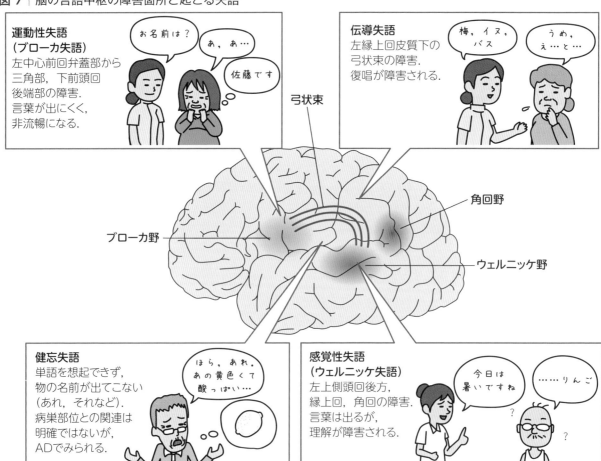

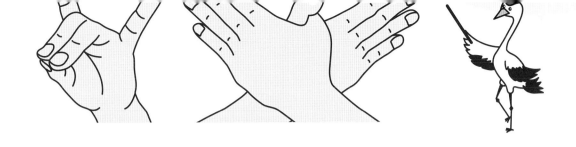

3 BPSD（認知症の行動・心理症状）

!POINT

妄想，焦燥，興奮，徘徊などの精神症状や行動異常がみられる

代表的な BPSD は？

　BPSD には，妄想，幻覚，睡眠障害，食行動異常，徘徊，暴言・暴力・攻撃性，介護抵抗，不安・焦燥，抑うつ，アパシー（無感動）があります．くわしくは第 3 章（p.79〜）で解説しますので，ここでは代表的な BPSD について簡単に紹介します．

　興奮，暴言・暴力（**図 12**）は，判断力の低下による誤った言動に対して，注意を与えると生じやすいです．些細な問題であれば笑って許してあげるのが原則ではありますが，介護者にとって最も耐え切れない行動異常のひとつでもあります．対応のコツは，「だめ」とストレートに言わないことです．たとえば「それもいいね．でもこうすればもっといいかも」などと巧妙に誘導しましょう．ただし，妄想が絡んだ場合には，暴言や暴力が執拗かつ激しくなりがちです．そのような場合には，専門医に相談のうえ，適切な薬物治療が必要になることもあります．

　物盗られ妄想（**図 13**）は，「誰かが自分の物を盗んだ」という被害妄想のことです．記憶障害が基本となっており，身近で世話をする人が犯人扱いされることが多いです．しまい忘れたものが発見され

れば症状は落ち着きます.

　徘徊（**図 14**）も認知症の代表的な BPSD によく挙げられます. ただし, ひとことで徘徊といっても患者によってその内容や原因はさまざまです. 途中で目的地を忘れてしまうこともありますし, 視覚的な記憶や方向感覚の障害が背景にある場合もあります. また, 不安や恐怖心により理性的な判断が損なわれることでも起こります. 重度になると, まるで仕事のような, まったく目的不明と思われるような徘徊もみられます.

　帰宅願望（**図 15**）は, たとえば自宅にいるにもかかわらず「家に帰る」といって荷物をまとめたりすることです. 最近の記憶がなく, 昔の記憶のみが残ってしまうため起こります. 説明しても了解が得られない場合は, 「お茶を飲んでから送りますよ」といって時間を稼ぐと, その後忘れてしまうこともあります. あるいは, 「駅まで送っていきましょう」といって, 家の周りを 2～3 周してから戻る, といった方法で解決できることもあります.

　幻覚も BPSD のひとつです. このうち幻視は, レビー小体型認知症で特徴的にみられる症状です. 薄暗い照明の下で出現しやすく, 電気をつけて明るくすると消失する場合もあります.

　また, うつやアパシー（無感動ともよばれる）も BPSD に挙げられます. 抑うつとアパシーはともに認知症の早期から出現し, 高率に認められますが, 鑑別が問題となります（**図 16**）. 両者とも, 興味の減退や活動性の低下を共通としますが, うつは本人が苦痛に感じているのに対して, アパシーは自分の状態に無関心で苦しまない点が異なります.

図 12 ｜ 興奮, 暴言・暴力

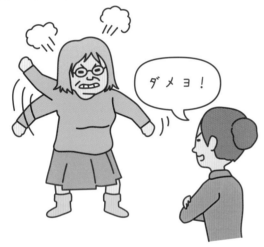

・誤った言動に対する注意で起こりやすい
・「だめ」に反応する

図 13 ｜ 物盗られ妄想

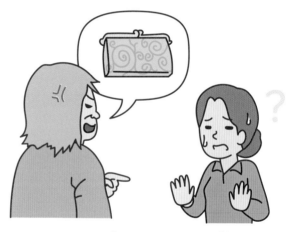

・身近で世話する人が犯人扱いされることが多い
・記憶障害が原因

- 記憶障害（視覚・目的地），方向感覚不良（空間失認）
  判断力の障害が原因

- 自宅にいながら「家に帰る」と荷物をまとめる
- 近時記憶障害が原因（遠隔記憶は保たれる）

図 16 ｜ うつとアパシーの違い

アパシー
・情動反応の
  鈍化
・無関心
・社会参加低下
・病識欠如

・興味の減少
・喜びの喪失
・精神運動遅滞

うつ
・抑うつ気分
・自殺念慮
・罪悪感
・悲観
・絶望感

ひとくちメモ

身体拘束
　身体拘束は虐待に当たり，介護保険指定基準において，身体拘束の禁止が定められています．ただし，「切迫性」「非代替性」「一時性」の三つの要件を満たす場合は，緊急やむを得ない場合として認められていますが，個人の判断で行うものではなく，身体拘束廃止委員会等のチームで検討・確認し，記録しておく必要があります．

3 認知症の診断と鑑別

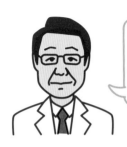

認知症の診断は，まずはじめに認知症であるか否かを判断し，次に認知症の原因疾患は何かを考えていきます．問診や診察の後に，神経心理検査を行い，さらに補助検査として血液検査，画像検査，時には脳波や脳脊髄液検査を行って，早期診断と鑑別を行っていきます．

1 認知症の診断手順

> **! POINT**
> はじめに**認知症か否か**，次いでその**原因疾患**を明らかにしていく

認知症の診断の流れは？

まずはじめに認知症であるか否か，次に認知症の原因疾患は何であるかを考えながら診療を進めます．通常，**表1**のような手順で行われます．

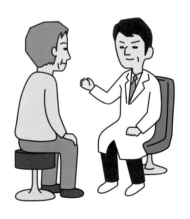

表1 | 認知症診断の流れ

①病歴（既往歴，家族歴を含む）の聴取
②一般内科的，神経学的診察
③神経心理検査
④補助検査
・血液検査（甲状腺機能，ビタミンB₁₂など）
・画像検査（CT/MRI，脳血流SPECT，ドパミントランスポーターイメージング，MIBG心筋シンチグラフィ）
・脳波
・脳脊髄液検査

り-----病患との鑑別をする必要もあります. また, 特定の原因疾患に特徴的な症状や言動がないかもチェックします.

生理的健忘との違いは？

表2のような質問をしていき, 生理的健忘か病的健忘（認知症）かの鑑別を行います. 生理的健忘とは, 老化（加齢）によるもの忘れのことです. AD をはじめとする認知症の多くは, もの忘れで発症することが多いため, その初期では生理的健忘と

し, 日常生活に支障をきたすようになり, その障害をあまり深刻に考えていない（病識の低下）ことが特徴です.

表2 ｜ 生理的健忘との鑑別でチェックするポイント

・もの忘れの程度や範囲はどれくらいか
・日常生活に支障があるか
・進行してきているか
・病識があるか
・もの忘れ以外の症状があるか

表3 ｜ 生理的健忘と認知症によるもの忘れの違い

	老化によるもの忘れ	認知症によるもの忘れ
もの忘れの範囲	体験の一部を忘れる	体験したことを忘れる
生活への支障	支障はない	支障がある
進　行	進行・悪化しない	進行していく
病　識	自覚がある	自覚がない
その他	他に症状はない	見当識, 遂行機能, 判断力なども低下する

ポイントは, 日常生活への支障があるか, ないかです.

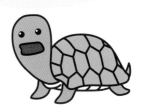

［ せん妄やうつとの違いは？ ］

また，このときせん妄やうつなどを除外する必要があります．

せん妄は意識障害を伴う急性の精神症状で，注意の集中や維持が困難となってきます．しばしば，脱水，肺炎，電解質異常などの身体疾患や環境の変化，薬剤などが誘因となります．夜間せん妄，術後せん妄などもあります．症状が動揺するため，認知症とは異なりますが，せん妄は高齢の認知症患者に合併してみられることがあります．**表4**に両者の違いを示します．

うつ病は，思考緩慢や注意力の低下を生じ，記憶力の低下や判断力の障害がみられますが，抗うつ薬に反応することから偽性認知症ともよばれます．自己の機能低下を過大に評価し，慨嘆することが多いです．この点で，病識の低下から自己の機能低下を過小に評価する認知症とは異なります．機能的疾患であるため，認知症でみられるような脳画像検査による異常（脳萎縮など）がみられることは通常ありません．ただし，認知症の初期には時に抑うつ状態を合併することがありますし，レビー小体型認知症（DLB）でも，うつ症状を伴うことが多いです．**表5**に両者の違いを示します．

表4 せん妄と認知症の違い

	せん妄	認知症
発症様式	急激（数時間〜数日）	潜在性（数ヶ月〜数年）
経過と持続	変動する	変動しない，進行性
初期症状	注意集中困難，意識障害	記憶障害
注意力	障害される	通常正常である
誘　因	多い	少ない

表5 うつ病と認知症の違い

	うつ病（偽性認知症）	認知症
発症様式	急性	緩徐で潜行性
経過と持続	比較的短期，動揺性	長期，進行性
自覚症状	存在する（能力の低下を慨嘆する）	欠如することが多い（能力の低下を隠す）
身体症状	摂食障害，睡眠障害	なし
脳画像	正常	異常

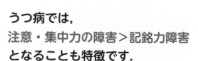

認知症とせん妄は合併してみられることもあります．

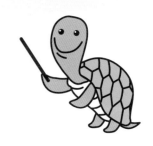

うつ病では，注意・集中力の障害＞記銘力障害となることも特徴です．

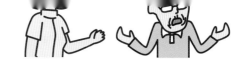

3 神経心理検査

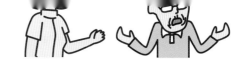**POINT**

MMSE，HDS-R が代表的なスクリーニング検査法

どんな評価方法があるの？

　まず，全般的な評価方法としては，**表6**のような検査を行います．そのうち，Mini Mental State Examination（MMSE），改訂長谷川式簡易知能評価スケール（HDS-R）（**図2**），Montreal Cognitive Assessment -Japanese version（MoCA-J）は「操作が容易」な神経心理検査として，2018年より80点算定できるようになりました．その他に1分間スクリーニングテストやAlzheimer's Disease Assessment Scale-Cognitive Subscale（ADAS-cog）がありますが，ADAS-cogは30～40分程度かかるため，通常は臨床心理士が行います．

　その他，重症度の評価方法としては，Clinical dementia rating（CDR），Functional assessment staging（FAST）（**表7**）などが，BPSDの評価方法としては，Neuropsychiatric Inventory（NPI）があります．

表6｜認知症の神経心理検査

		テスト内容	特　徴	評　価
全般的な評価	MMSE	時間，場所の見当識，記銘，記憶，注意・計算，言語機能，図形模写（構成）	・ADの海馬や側頭頭頂葉機能に対応した課題が多く含まれる	30点満点中23点以下で認知症の疑い
	HDS-R	年齢，日時・場所の見当識，記銘，計算，数字の逆唱，記憶，言葉の流暢性	・記憶に関する項目がMMSEより多い	30点満点中20点以下で認知症の疑い
	MoCA-J	視空間，遂行機能，命名，記憶，注意，復唱，語想起，抽象概念，遅延再生，見当識	・近時記憶の課題がMMSEより難しい ・前頭葉機能（遂行機能や注意など）が30点満点中10点含まれ，MCIの検出やVaD，DLBの診断にも有用	30点満点中20点以下で認知症の疑い
	1分間スクリーニングテスト	言語の流暢性課題の評価．カテゴリー流暢性（意味的カテゴリーを指定．例：野菜や動物の名前を1分間にどの位言えるか），文字流暢性（語の頭文字を指定．例：カで始まる単語をどれくらい言えるか）がある．	・1分間でできる簡便な検査法 ・カテゴリー流暢性は主に側頭葉内側機能を，文字流暢性は前頭葉機能を反映	動物テストでは，健常高齢者で13個以上，MCIで10〜12個，軽度認知症（ADなど）で10個以下
	ADAS-cog	記憶，言語，行為など	・ADの認知機能障害に特化 ・薬剤の効果判定などADの症状の推移を評価するのに利用	70点満点で高得点であるほど重症
重症度の評価	CDR	記憶，見当識，判断力と問題解決，地域生活，家庭生活，介護状況の6項目	・介護者への面接に基づいて判定	0：健常， 0.5：認知症の疑い， 1：軽度認知症， 2：中等度認知症， 3：重度認知症　の5段階
	FAST	**表7**参照	・ADの重症度を，生活機能の面から分類した観察式の評価尺度	stage1：正常（健康）〜stage7：高度ADの7段階で評価
BPSDの評価	NPI	10項目の精神症状（妄想，幻覚，興奮，うつ，不安，多幸，無関心，脱抑制，易怒性，異常行動）の有無，頻度，重症度	・介護者への面接に基づいて判定	夜間行動，食行動の2項目を加えた12項目版が用いられることもある

	…聞きますのでよく		0	1
	…ていてください.		0	1
	(以下の系列のいずれか1つで, 採用した系列に○印をつけておく)		0	1
	1：a) 桜　b) 猫　c) 電車　　　2：a) 梅　b) 犬　c) 自動車			
5	100から7を順番に引いてください.	(93)	0	1
	(100−7は?, それからまた7を引くと? と質問する. 最初の答えが	(86)	0	1
	不正解の場合, 打ち切る)			
6	私がこれから言う数字を逆から言ってください.	2-8-6	0	1
	(6-8-2, 3-5-2-9を逆に言ってもらう, 3桁逆唱に失敗したら,	9-2-5-3	0	1
	打ち切る)			
7	先ほど覚えてもらった言葉をもう一度言ってみてください.		a：0　1　2	
	(自発的に回答があれば各2点, もし回答がない場合以下のヒントを与え正解で		b：0　1　2	
	あれば1点)　　a) 植物　　b) 動物　　c) 乗り物		c：0　1　2	
8	これから5つの品物を見せます. それを隠しますのでなにがあったか言って		0　1　2	
	ください.		3　4　5	
	(時計, 鍵, タバコ, ペン, 硬貨など必ず相互に無関係なもの)			
9	知っている野菜の名前をできるだけ多く言ってください.		0　1　2	
	(答えた野菜の名前を右欄に記入する. 途中で詰まり,		3　4　5	
	約10秒間待ってもでない場合にはそこで打ち切る)			
	0〜5＝0点, 6＝1点, 7＝2点, 8＝3点, 9＝4点,			
	10＝5点			
		合計得点		

30点満点で
20点以下を
認知症の疑い
とします.

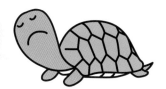

表7｜FAST における AD の重症度分類

分類	特徴
stage1　正常（健康）	
stage2　年齢相応	・物の置き忘れ
stage3 境界（MCIに相当）	・熟練が必要な仕事では機能低下がみられる ・新しい場所へ旅行することは難しい
stage4　軽度AD	・食事に客を招く，家計を管理する，買い物をするなどに支障がみられる
stage5　中等度AD	・季節に合った服を自分で選べない ・入浴を嫌がることがある
stage6 やや高度AD	・服を着るときに手助けが必要になる （例：靴ひもが結べない，襟や袖のボタンを自分で留められない，靴を左右間違えるなど） ・入浴に手助けが必要 （例：入浴を嫌がる，湯の温度や量の調節ができない，洗髪ができないなど） ・トイレの水を流し忘れる ・失禁する
stage7　高度AD	・言語機能の低下（最大限約6語，理解しうる語彙がただ1つの単語となる） ・歩行能力，着座能力，笑う能力の喪失 ・昏迷および昏睡

(Reisberg B et al: Functional staging of dementia of the Alzheimer type. Ann NY Acad Sci, 435: 481-483, 1984 より作成)

図3 VSRAD による評価

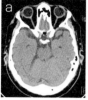
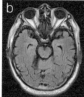
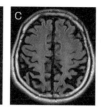
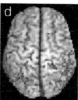
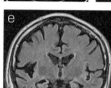
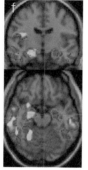
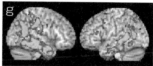

灰白質解析結果［関心領域：VOI for AD:T = 7.0］

(1) VOI 内萎縮度：*Severity* of VOI atrophy 　　　　 1.77
　　（VOI 内の 0 を超える Z スコアの平均）

　目安　0〜1…関心領域内の萎縮はほとんど見られない
　　　　　1〜2…関心領域内の萎縮がやや見られる
　　　　　2〜3…関心領域内の萎縮がかなり見られる
　　　　　3〜 …関心領域内の萎縮が強い

(2) 全脳萎縮領域の割合：*Extent* of GM atrophy 　　 6.89 ％
　　（全灰白質内の Z スコア＞ 2 の領域の割合）

(3) VOI 内萎縮領域の割合：*Extent* of VOI atrophy 　 35.43 ％
　　（VOI 内の Z スコア＞ 2 の領域の割合）

(4) 萎縮比(VOI 内／全脳)：*Ratio* of VOI/GM atrophy 5.14 倍
　　（全脳萎縮を 1 とした割合）

50 歳代の男性（MMSE　23/30，若年型 AD）．頼まれた仕事を忘れてしまったり，パソコンで年賀状を作ることができなくなるなどの症状がみられた．CT（a）や MRI 水平断（b）でも側脳室下角の拡大を認めるが，MRI 冠状断（e）で海馬領域の萎縮が明瞭に観察できる．本症例の Z スコアは 1.77 と 2 を下回っているが，若年性 AD では内側側頭葉領域の萎縮よりも頭頂葉領域の萎縮（c）がみられやすい．VSRAD の断層画像（f）と脳表表示（d，g）でより明瞭である（d，f，g で青く色づけされた場所が有意な萎縮を示す）．

ひとくちメモ
VSRAD (voxel-based specific regional analysis system for Alzheimer's disease)
　MCI を含む早期 AD では，内側側頭葉（海馬，扁桃，嗅内皮質）の萎縮が特徴的にみられますが，VSRAD ではその萎縮部位を関心領域（volume of interest, VOI）として組み込み，健常者データベース（54〜86 歳の男女 80 名）と比較することによって，自動解析により萎縮の程度（Z スコア）を自動的に算出できます．Z スコアとは（正常平均−患者カウント）／正常標準偏差（SD）によって定義され，正常平均値より何 SD 低下（もしくは増加）しているかを表示しています．Z スコアは，一般的には 2 以上が有意な萎縮，1〜2 が疑わしい変化，1 未満は萎縮なしと判定されます．

機能画像（脳血流 SPECT）とは？

脳血流 SPECT は局所の機能異常をとらえるものです．認知症では，CT や MRI などの形態画像でわかるような萎縮をきたす前から，脳内では病理学的な変化が進行しています．脳機能画像を用いることで，形態画像よりも早期の段階で，血流や代謝の低下部位を観察することができます．そのため，認知症，特に AD などの変性疾患の診断に脳血流 SPECT などの機能画像は有用です．

脳血流 SPECT は，認知症の病型鑑別にも有用です．血管性認知症（VaD）は前頭葉内・外側，前部帯状回の血流低下，レビー小体型認知症（DLB）は後頭葉内・外側の血流低下がみられ，AD（側頭頭頂葉や後部帯状回の血流低下）とは異なるパターンを示します．

なお，最近では通常の横断断層像よりも 3D-SSP や eZIS といった統計画像解析法による評価が利用されています（**図 4**，**図 5**）．**図 6** に症例を示します．

ドパミントランスポーター イメージングとは？

黒質線条体のドパミンニューロンの異常をとらえるものです．線条体におけるドパミントランスポーター（DAT）の取り込みを画像化したもので，黒質線条体のドパミン神経変性機能を反映します．パーキンソン病（PD）や DLB で線条体の集積が低下します（**図 7**）．

図 4 | 3D-SSP 解析結果の見かた

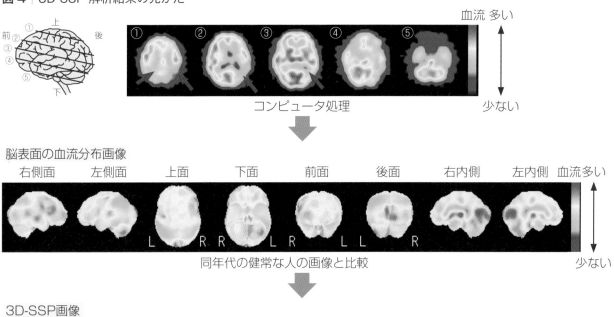

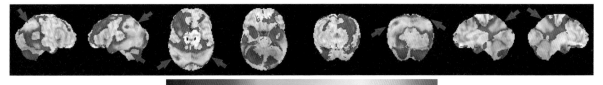

上：被験者脳血流 SPECT 画像．
中：解剖学的標準化と脳表抽出画像．コンピューター処理によって解剖学的に標準化し，脳を 8 方向からみた脳表面の血流分布画像として表示．
下：Ｚスコア画像．同年代の健常な人の画像と比較し，3D-SSP 画像として血流低下部位を表示．
なお，上中段は赤い部分が血流豊富を意味するのに対し，下段の 3D-SSP Ｚスコア画像では，赤い部分が血流低下を示していることに注意．

図6 | 症例（80歳代女性, AD）

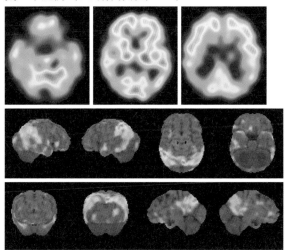

80歳代の女性（MMSE 21/30, AD）. 数年前からのもの忘れが進行し, 買い物や家事が困難となってきた. 大脳皮質領域の広範囲に萎縮を認めるが, SPECTでも側頭頭頂葉, 後部帯状回〜楔前部の血流低下を認める.

図7 | ドパミントランスポーターイメージング

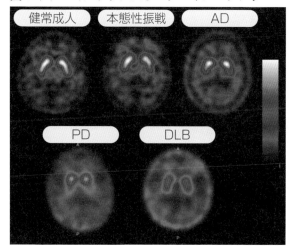

健常成人と比較すると, PDやDLBでは線条体の集積が著明に低下しています.

〘 MIBG心筋シンチグラフィとは？ 〙

脳の画像以外でも認知症を診断することがあります．MIBG心筋シンチグラフィは，MIBGという検査薬を注入し，その心筋への集積の程度から心筋の交感神経機能を評価することで心臓交感神経の障害を診断するものです．PDやDLBでは特異的にMIBGの心筋への集積が低下するため，診断マーカーとして用いられています（**図8**）．

図8｜MIBG心筋シンチグラフィ（AD，DLB）

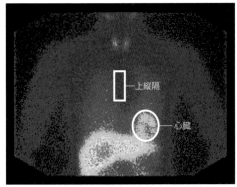
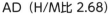

AD（H/M比 2.68）

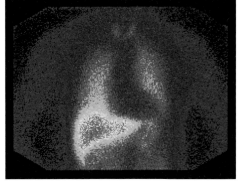

DLB（H/M比 1.21）

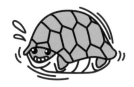

右のDLBでは，著明に心筋への集積が低下していることがわかります．

上縦隔と心臓でそれぞれの集積を測定する．
H/M比：プラナー正面像にて心臓（H）と上縦隔（M）に設定した関心領域における平均カウント比．正常では2以上となる．

5 その他の補助検査

！POINT

血液検査や脳脊髄液検査を行う

〘 血液検査は何をみる？ 〙

血液検査は内科疾患に伴う認知症との鑑別のために行います．主な検査項目としては血球算定検査，血液生化学，甲状腺ホルモン，電解質，ビタミンB_1，B_{12}，葉酸が挙げられます．さらに，病歴などから疑われる場合には血清梅毒検査やHIV検査も実施されます．

〘 脳脊髄液検査は何をみる？ 〙

脳脊髄液検査は，一般的には髄膜炎や脳炎などの中枢神経系感染症が疑われる場合に実施されますが，認知症診断においては，ADの診断バイオマーカーとして利用されます（**表8**）．また，クロイツフェルト・ヤコブ病の補助検査としても利用されます．

! POINT

日常生活に支障をきたすような認知機能障害がみられ，これらがせん妄やうつなどによらない場合に診断

認知症の診断基準とは？

　代表的な認知症の診断基準には，NIA-AA（米国国立老化研究所，Alzheimer 病協会ワークグループ）基準（**表9**）や，米国精神医学会による『精神疾患の診断・統計マニュアル第5版』（DSM-5）（**表10**）などがあります．どちらも記憶障害は必須項目ではなく，複数の認知機能障害の1つという重みづけとなっています．これは，記憶障害が目立たない認知症（たとえば，前頭側頭型認知症や初期のDLB など）へも対応するためです．いずれも，日常生活に支障をきたすような認知機能障害がみられ，これらがせん妄やうつなどの機能性疾患によるものではない場合に認知症と診断されます．

表9｜NIA-AA における認知症の診断基準の要約（2011 年）

1. 仕事や日常生活の障害
2. 以前の水準より実行機能が低下
3. せん妄や精神疾患ではない
4. 病歴と検査による認知機能障害の存在
1）患者あるいは情報提供者からの病歴
2）精神機能評価あるいは精神心理検査
5. 以下の2領域以上の認知機能や行動の障害
a. 記銘記憶障害
b. 論理的思考，実行機能，判断力の低下
c. 視空間認知障害
d. 言語機能障害
e. 人格，行動，態度の変化

(McKhann GM, et al: The diagnosis of dementia due to Alzheimer's disease: Recommendations from the National Institute on Aging and the Alzheimer's Association workgroup. AlzheimersDement, 7(3): 263-269, 2011.)
(日本神経学会 監，「認知症疾患診療ガイドライン」作成委員会 編：認知症疾患診療ガイドライン 2017．p.3, 医学書院，2017 より許諾を得て転載)

表 10 | DSM-5 における認知症の診断基準

A．1つ以上の認知領域（複雑性注意，実行機能，学習性および記憶，言語，知覚-運動，社会的認知）において，以前の行為水準から有意な認知の低下があるという証拠が以下に基づいている：
（1）本人，本人をよく知る情報提供者，または臨床家による，有意な認知機能の低下があったという概念，および
（2）可能であれば標準化された神経心理学的検査に記録された，それがなければ他の定量化された臨床的評価によって実証された認知行為の障害
B．毎日の活動において，認知欠損が自立を阻害する（すなわち，最低限，請求書を支払う，内服薬を管理するなどの，複雑な手段的日常生活動作に援助を必要とする）
C．その認知欠損は，せん妄の状況でのみ起こるものではない
D．その認知欠損は，他の精神疾患によってうまく説明されない（例：うつ病，統合失調症）

〔日本精神神経学会（日本語版用語監修），髙橋三郎・大野裕（監訳）：DSM-5 精神疾患の診断・統計マニュアル．p.594，医学書院，2014より許諾を得て転載〕

ひとくちメモ
DSM-5 における用語
　DSM-5 では，neurocognitive disorders（神経認知障害群）という新たな用語が導入され，神経認知障害群は，せん妄，major neurocognitive disorder，mild neurocognitive disorder の3つに分類されました．major neurocognitive disorder が認知症に相当します．

7　原因疾患の鑑別

！POINT

特定の原因疾患に特徴的な症状などがないかをチェック

どのように原因疾患を鑑別する？

　認知症の原因疾患はさまざまです（p.4 参照）．そこで，認知症の疑いと診断されたら，**図9**に示した流れに沿って原因疾患の鑑別を行います．

　AD や前頭側頭葉変性症（FTLD）は，局所神経症状を伴いませんが，VaD は脳卒中の既往があり，不規則な階段状の進行を示し，歩行障害や尿失禁などを伴います．DLB は認知機能障害の変動，幻視，錐体外路症状，レム期睡眠行動異常症がみられます．その他，クロイツフェルト・ヤコブ病は筋強剛とミオクローヌスを伴い急速に進行します．また，歩行障害，尿失禁，認知機能障害がある場合は正常圧水頭症が考えられます．正常圧水頭症は慢性硬膜下血腫や甲状腺機能低下症などとともに治療可能な認知症なので鑑別は重要です．

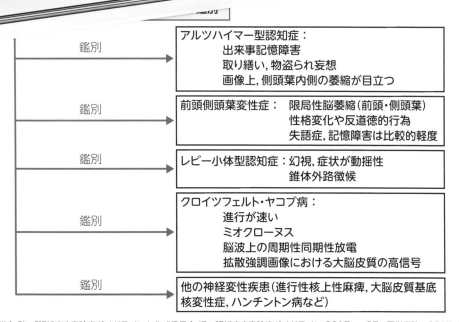

鑑別 →	**アルツハイマー型認知症**: 出来事記憶障害 取り繕い, 物盗られ妄想 画像上, 側頭葉内側の萎縮が目立つ
鑑別 →	**前頭側頭葉変性症**: 限局性脳萎縮 (前頭・側頭葉) 性格変化や反道徳的行為 失語症, 記憶障害は比較的軽度
鑑別 →	**レビー小体型認知症**: 幻視, 症状が動揺性 錐体外路徴候
鑑別 →	**クロイツフェルト・ヤコブ病**: 進行が速い ミオクローヌス 脳波上の周期性同期性放電 拡散強調画像における大脳皮質の高信号
鑑別 →	**他の神経変性疾患** (進行性核上性麻痺, 大脳皮質基底核変性症, ハンチントン病など)

（日本神経学会 監, 「認知症疾患診療ガイドライン」作成委員会 編：認知症疾患診療ガイドライン 2017. p.37, 医学書院, 2017 より許諾を得て転載）

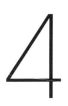

4 認知症の治療

中核症状に対しては4つの抗認知症薬があり，アルツハイマー型認知症（一部はレビー小体型認知症にも保険適用あり）の軽症例から用いることができます．ただし，これらは進行を抑制する作用で，根本治療薬ではありません．BPSDに対してはまず非薬物療法を優先し，抗精神病薬などを用いる場合には副作用などに注意しながら少量から用います．なお，各疾患・症状ごとのくわしい治療については各項目も参照してください．

1 中核症状に対する治療

！POINT

中核症状には主に薬物療法を行う

中核症状に対する薬物療法とは？

アルツハイマー型認知症（AD）の脳では，学習や記憶に重要な神経伝達物質であるアセチルコリン（ACh）の活性低下がみられます．そこで，その分解酵素であるコリンエステラーゼ（ChE）を阻害するChE阻害薬を使うことで，一時的な認知機能の改善や進行抑制効果がみられます．ドネペジル（アリセプト®），ガランタミン（レミニール®），リバスチグミン（イクセロン®，リバスタッチ®）があります．そのほか，グルタミン酸によるNMDA受容体の活性化を抑制し，神経保護効果が期待されるNMDA受容体拮抗薬であるメマンチン（メマリー®）もあります．現在では，これら計4種類の薬剤が使用されています．詳細は，第2章の1．アルツハイマー病（p.44〜）も参照してください．

中核症状に対する非薬物療法とは？

中核症状に対する非薬物療法の多くはエビデンスに乏しく，患者の個別性に合わせた介入方法の選択が重要です．代表的な内容と効果を表1に示します．

BPSD に対してはまず非薬物療法を優先する

BPSD に対する非薬物療法とは？

BPSD に対しては，原則として非薬物療法を優先します．介護者に対して病気を正しく理解してもらい，適切な対応（ケア）を指導・支援することや介護保険サービス（デイサービスなど）を利用して患者を取り巻く生活環境を整備することは，介護負担の軽減だけでなく，BPSD の軽減も期待できます．BPSD の発現予防と早期対応によって，家族の介護負担を軽減し，患者本人と家族が在宅で穏やかに過ごせる期間を延長することが目標です．それぞれの具体的な症状とそれに対する対処法については，第3章（p.79〜）を参照してください．

BPSD に対する薬物療法とは？

非薬物療法を十分に行っても，改善がみられず自分自身や他者を害するおそれがあるような場合などには，薬物療法を行いますが，精神科との連携が望ましいです（**図1**）．

BPSD に対しては，抗認知症薬4剤の1つである

メマンチン（メマリー®）と漢方薬の抑肝散は，副作用が少ないため，よく用いられます．メマンチンは ChE 阻害薬とは作用機序が異なるため，中等度以上の AD（入浴ができなくなる，洋服を選べなくなるなど）では，ChE 阻害薬と併用されることがあり，認知症の進行予防だけでなく，興奮などの BPSD に効果が期待できます．ただし，めまいや傾眠などの副作用に注意が必要です．また，腎機能低下がある患者には投与量の調節が必要です．また，抑肝散は甘草を含んでいるため，低カリウム血症に注意が必要です．そのため，カリウムを多く含むバナナ（1日1本）や柑橘類（1日1個），野菜を摂取してもらい，血液検査の結果次第ではカリウム製剤を併用することもあります．

また，抗精神病薬を投与することがありますが，その投与に際しては，薬物の効果と転倒，骨折，誤嚥性肺炎，死亡リスクの上昇などの不利益，および保険適用外使用であることを十分に説明してから行います．なお，厚生労働省保険局医療課長による通達により，「器質的疾患に伴うせん妄・精神運動興

図 1 ┃ BPSD 治療アルゴリズム

非薬物的介入を最優先する

出現時間，誘因，環境要因などの特徴を探り，家族や介護スタッフとその改善を探る．
デイサービスなどの導入も検討する．

⬇

確認要件

☐ 他に身体的原因はない（特に，感染症，脱水，各種の痛み，視覚・聴覚障害など）
☐ 以前からの精神疾患はない（あれば精神科受診が望ましい）
☐ 服用中の薬物と関係ない
☐ 服薬遵守に問題ない
☐ 適応外使用も含めて当事者より十分なインフォームドコンセントが得られている

幻覚，妄想 焦燥，攻撃性	抑うつ症状， アパシー	不安，緊張 易刺激性	睡眠障害	過食，異食，徘徊 介護への抵抗
抗認知症薬の副作用を否定したうえで，保険適用上の最大用量以下もしくは未服用の場合には，メマンチンやChE阻害薬の増量もしくは投与開始も検討可能だが，逆に増悪させることもあるので注意が必要である．これらにより標的症状が改善しない場合は，その薬剤は減量・中止のうえ，抗精神病薬，抑肝散や気分安定薬の使用を検討する．なお，抗認知症薬は重症度によって保険適用薬が異なるので注意すること．	ChE阻害薬を用い，改善しない場合抗うつ薬の使用を検討する．	抗精神病薬，抗不安薬，抗うつ薬の有効性が示唆されているが，抗不安薬は中等度以上の認知症では使用しない．	睡眠覚醒リズムの確立のための環境調整を行ったうえで，病態に応じて睡眠導入薬，抗うつ薬，抗精神病薬の使用を検討する．	向精神薬の有効性を示唆するエビデンスは不十分で科学的根拠に乏しい．

低用量で開始し，症状をみながら漸増する

● どの薬剤でも添付文書の最高用量を超えないこと
● 薬物相互作用に注意すること
● 用量の設定では，年齢，体重，肝・腎機能などの身体的状況を勘案すること

日常生活のチェック　（必ずチェックしてから薬物投与を開始する．）

☐ 日中の過ごし方の変化
☐ 昼間の覚醒度の変化，眠気の有無
☐ 夜間の睡眠状態（就眠時間，起床時間，夜間の徘徊回数など）の変化
☐ 服薬状況（介護者／家族がどの程度服薬を確認しているかなど）の確認
☐ 水分の摂取状況（特に制限を必要としない限り）
☐ 食事の摂取状況
☐ 排尿や排便の変化
☐ パーキンソン症状の有無
　　（振戦，筋強剛，寡動，小刻み歩行，前傾姿勢，仮面様顔貌など）
☐ 転倒傾向の有無

⬇

薬物療法のリスク・ベネフィットを常に考慮する．
QOLの確保に逆効果であると判断すれば減量・中止を行う．

（平成 27 年度厚生労働科学研究費補助金（厚生労働科学特別研究事業）認知症に対するかかりつけ医の向精神薬使用の適正化に関する調査研究班：かかりつけ医のための BPSD に対応する向精神薬使用ガイドライン（第 2 版）より改変
https://www.mhlw.go.jp/file/06-Seisakujouhou-12300000-Roukenkyoku/0000140619.pdf）

どんな施設？

　都道府県などによって，認知症に対する専門医療の提供やかかりつけ医，介護サービス事業者との連携を担う中核機関として指定を受けた医療機関です．認知症疾患医療センターに求められている機能には，専門的医療機能（①認知症の鑑別診断と初期対応，②BPSDと身体合併症の急性期対応，③専門医療相談）と地域連携拠点機能（①認知症疾患医療連携協議会の設置・運営，②研修会の開催）があります．規模などに応じて，基幹型，地域型，連携型（診療所型）の3類型があり，2020年までに全国で500ヵ所の設置目標が立てられています．認知症疾患医療センターの利用方法を**図**に示します．

図｜認知症疾患医療センターの利用方法

①かかりつけ医，地域包括支援センター，市町村（保健所）などから認知症について相談
②かかりつけ医などから認知症疾患医療センターへ紹介
③専門医療相談（電話，窓口）
④鑑別診断
⑤認知症と診断された場合，センターで治療方針の選定や初期対応
⑥かかりつけ医で治療，センターで治療または連携する医療機関を紹介，介護サービスの利用を指導

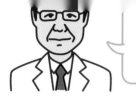

下，うつはアルツハイ...
慣や余暇活動，社会参加，健康的な食生活，教育などは防御因子と考えられ，認知症の予防に
つながります.

1 認知症の危険因子

⚠ POINT

遺伝学的要因，加齢，生活習慣病などが危険因子となる

認知症の危険因子は？

認知症において，遺伝学的要因と加齢は避けることのできない発症促進因子です（**図1**）．特に，アポリポタンパク（ApoE）の遺伝子多型であるApoE4は，アルツハイマー型認知症（AD）の最も

重要な遺伝学的危険因子です.

しかし，多くの生活習慣や生活習慣病がADやその他の認知症の病理・病態を修飾することがわかってきており，睡眠障害，頭部外傷，喫煙，聴力低下なども危険因子として挙げられています.

図1 | 認知症の危険因子

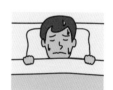

遺伝学的要因（ApoE4）　　　加齢　　　　　生活習慣病　　　　　睡眠障害

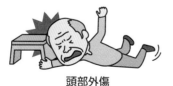

頭部外傷　　　　　　喫煙　　　　　聴力低下

介護福祉
2,500 円(税抜)

2 POI

生活習

ISBN
C3047

978-4-525-50191-4

2500E

定価（本体 2,500 円+税）

9784525501914

(株)羊土

分類 栄養学

ISBN978-4-7581-1365-6
C3047 ¥2600E

定価2,860
(本体2,600円+税

9784758113656

臨床看護・診療科・疾患/老年看護・認知症

羽生春夫・櫻井博文 著

まるごとわかる！
認知症

注文日 　月　　日

認知症と生活

特に中年期におい
肥満といった生活
vascular risk factor）
ではなく，AD の発症
も重要です（**図2**）．
関連は深く，高齢糖尿
に寄与している可能性が

生活習慣病を有する．
べて治療できた場合には，
て，その後の進行は緩やか

に　　　報告もあります．これを「肥満パラド
ックス」といい，50歳時では肥満が認知症のリス
クになりますが，65歳以上では反対にやせの方が
認知症のリスクとなります（**図5**）．したがって，
中年期までは太りすぎない，老年期ではやせすぎな
いことが重要です．

図2 | 生活習慣病と認知症（

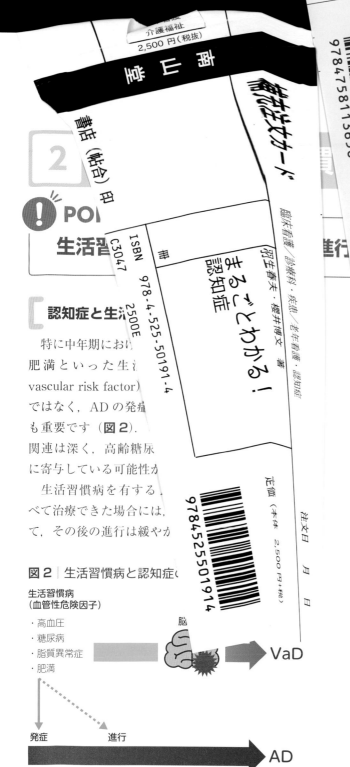

図3 | 中年期と老年期における生活習慣病の
認知症リスク（オッズ比）

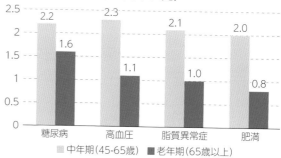

(Kloppenborg RP et al: Diabetes and other vascular risk factors
for dementia: Which factor matters most? A systematic review.
Eur J Pharmacol, 585(1):97-108, 2008 より作成)

図4 | 生活習慣病の治療と認知症の進行

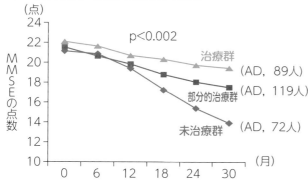

生活習慣病：高血圧，糖尿病，脂質異常症
(Deschaintre Y, et al: Treatment of vascular risk factors is associated with slower decline in Alzhe.
2009 より作成)

図5 | 肥満パラドックス

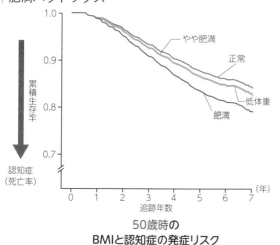

50歳時の
BMIと認知症の発症リスク

65歳以上の
BMIと認知症の発症リスク

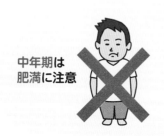

中年期は
肥満に注意

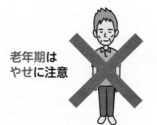

老年期は
やせに注意

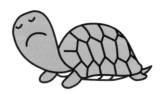

BMI＝体重 kg／（身長 m）²
(Fitzpatrick AL, et al: Midlife and Late Life Obesity and the Risk of Dementia: Cardiovascular Health Study. Arch Neurol, 66（3）：336-342,
2009 より作成)

3 認知症と糖尿病

! POINT

認知症（特に AD）と糖尿病には強い関係がある

認知症と糖尿病の関係は？

最近の 15 年間で糖尿病患者は 690 万人から 1,000 万人へと約 1.5 倍にも増加しています．特に，高齢患者が著しく増加しています．糖尿病の慢性合併症として，網膜症，腎症，末梢神経障害といった細小血管障害のほかに，高齢者では認知症が問題となってきます．

多くの大規模疫学研究では，2 型糖尿病が認知症の発症リスクを高めることが明らかにされており，メタ解析では，ハザード比が全認知症で 1.7 倍，AD で 1.6 倍，VaD で 2.2 倍と報告されています（図6）．

なぜ，糖尿病で認知症の発症リスクが高まるの？

2 型糖尿病はアミロイド β 沈着やタウのリン酸化を促進することによって，AD の病理変化を進行させます．また，動脈硬化を促進し脳血管障害（特に小梗塞の多発）を発症させやすくなり，糖毒性に伴う酸化ストレスの亢進や炎症，終末糖化産物などを介して神経細胞障害をきたします．これら AD 変性，循環障害，代謝異常の合わせ技効果によって糖尿病は認知機能低下，認知症を発症しやすくなっているのです（図7）．

糖尿病性認知症って？

糖尿病に伴う認知症では，循環障害が主となれば VaD として，AD 病変が主となれば AD として対応されますが，なかには血管性病変や AD 病変の関与が軽微で，糖代謝異常が認知症の発現に深く関与している病型があり，これは糖尿病性認知症（diabetes-related dementia）とよばれます（図8）．

糖尿病性認知症は，糖尿病を伴う認知症の約 10 ％を占めると考えられ，表1 に示すような特徴がみられます．血糖管理によって，認知機能障害を一時的に改善したり，進行を抑制できるため，コントロール可能な認知症とされます．

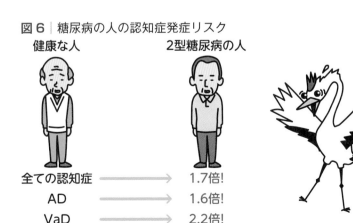

図6 | 糖尿病の人の認知症発症リスク

健康な人　　　　2型糖尿病の人

全ての認知症	→	1.7倍！
AD	→	1.6倍！
VaD	→	2.2倍！

(Ninomiya T: Diabetes mellitus and dementia.Curr Diab Rep, 14(5):487, 2014 より作成)

図 7 | 糖尿病による認知症発生のメカニズム

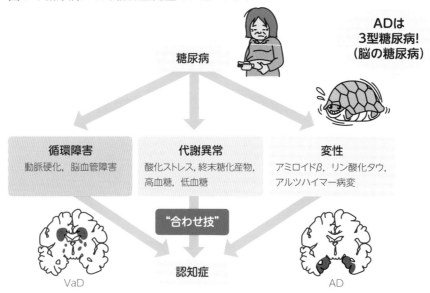

図 8 | 糖尿病性認知症

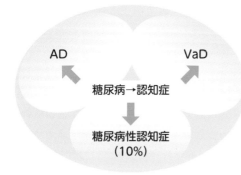

（羽生春夫：糖尿病性認知症—病態・診断から治療・ケアまで. p.63, 医学と看護社，2019 より改変）

表 1 | 糖尿病性認知症の特徴

臨　床	・HbA1cが高い ・糖尿病の罹病期間が長い ・インスリン治療例が多い ・低血糖が多い ・ApoE4保有者が少ない ・注意力／遂行機能障害は高度 ・遅延再生障害は軽度 ・進行は緩やか ・BPSDは目立たない ・海馬萎縮は軽度 ・側頭頭頂葉の血流低下はみられにくい ・脳血管障害はないか軽度 ・脳脊髄液のリン酸化タウは正常かやや上昇 ・Aβ42は正常
病　態	・アミロイド病理よりタウ病理と関連（やや前頭葉優位の病変） ・炎症 ・酸化ストレス ・終末糖化産物が関与
治　療	・血糖の適正管理 ・フレイル・サルコペニア/ダイナペニア*への対応・ケア

＊：骨格筋量が維持されているにもかかわらず，筋力低下が生じている状態.

認知症患者の血糖コントロールは？

認知症患者の血糖コントロールの目標は，認知症の程度，ADL，併発疾患，フレイル，重症低血糖などのリスクを考慮して個別に設定されます（**図9**）．図中のカテゴリーⅠ～Ⅲの分類には，**図10**の

DASC-8が簡便で有用です．認知機能（記憶と見当識の2項目），手段的ADL（3項目），基本的ADL（3項目）の8項目について介護者が4検法にて評価し，32点満点中10点以下がカテゴリーⅠ，11～16点がカテゴリーⅡ，17点以上がカテゴリーⅢと判定されます．

図9 高齢者糖尿病の血糖コントロール目標（HbA1c値）

患者の特徴・健康状態 [注1]		カテゴリーⅠ ①認知機能正常 かつ ②ADL自立		カテゴリーⅡ ①軽度認知障害～軽度認知症 または ②手段的ADL低下，基本的ADL自立	カテゴリーⅢ ①中等度以上の認知症 または ②基本的ADL低下 または ③多くの併存疾患や機能障害
重症低血糖が危惧される薬剤（インスリン製剤，SU薬，グリニド薬など）の使用	なし [注2]	7.0%未満		7.0%未満	8.0%未満
	あり [注3]	65歳以上75歳未満 7.5%未満 （下限6.5%）	75歳以上 8.0%未満 （下限7.0%）	8.0%未満 （下限7.0%）	8.5%未満 （下限7.5%）

治療目標は，年齢，罹病期間，低血糖の危険性，サポート体制などに加え，高齢者では認知機能や基本的ADL，手段的ADL，併存疾患なども考慮して個別に設定する．ただし，加齢に伴って重症低血糖の危険性が高くなることに十分注意する．

注1：認知機能や基本的ADL（着衣，移動，入浴，トイレの使用など），手段的ADL（IADL：買い物，食事の準備，服薬管理，金銭管理など）の評価に関しては，日本老年医学会のホームページ（http://www.jpn-geriat-soc.or.jp/）を参照する．エンドオブライフの状態では，著しい高血糖を防止し，それに伴う脱水や急性合併症を予防する治療を優先する．

注2：高齢者糖尿病においても，合併症予防のための目標は7.0%未満である．ただし，適切な食事療法や運動療法だけで達成可能な場合，または薬物療法の副作用なく達成可能な場合の目標を6.0%未満，治療の強化が難しい場合の目標を8.0%未満とする．下限を設けない．カテゴリーⅢに該当する状態で，多剤併用による有害作用が懸念される場合や，重篤な併存疾患を有し，社会的サポートが乏しい場合などには，8.5%未満を目標とすることも許容される．

注3：糖尿病罹病期間も考慮し，合併症発症・進展阻止が優先される場合には，重症低血糖を予防する対策を講じつつ，個々の高齢者ごとに個別の目標や下限を設定してもよい．65歳未満からこれらの薬剤を用いて治療中であり，かつ血糖コントロール状態が表の目標や下限を下回る場合には，基本的に現状を維持するが，重症低血糖に十分注意する．グリニド薬は，種類・使用量・血糖値などを勘案し，重症低血糖が危惧されない薬剤に分類される場合もある．

【重要な注意事項】糖尿病治療薬の使用にあたっては，日本老年医学会編「高齢者の安全な薬物療法ガイドライン」を参照すること．薬剤使用時には多剤併用を避け，副作用の出現に十分に注意する．

（日本老年医学会・日本糖尿病学会 編・著：高齢者糖尿病診療ガイドライン2017．p.46，南江堂，2017より許諾を得て転載）

図 10 | DASC-8

認知・生活機能質問票 (DASC-8)

Assessment Sheet for Cognition and Daily function-8 items (i.e. the Dementia Assessment Sheet for Community-based Integrated Care System 8-items) (© 日本老年医学会 2018)　記入日　　年　　月　　日

		1点	2点	3点	4点	評価項目		備考欄
ご本人の氏名：				生年月日：　年　月　日（　歳）		男・女		独居・同居
本人以外の情報提供者氏名：		（本人との続柄：　）	記入者氏名			（職種：　　）		
A	もの忘れが多いと感じますか	1. 感じない	2. 少し感じる	3. 感じる	4. とても感じる	導入の質問（評価せず）		
B	1年前と比べて，もの忘れが増えたと感じますか	1. 感じない	2. 少し感じる	3. 感じる	4. とても感じる			
1	財布や鍵など，物を置いた場所がわからなくなることがありますか	1. まったくない	2. ときどきある	3. 頻繁にある	4. いつもそうだ	記憶	近時記憶	
2	今日が何月何日かわからないときがありますか	1. まったくない	2. ときどきある	3. 頻繁にある	4. いつもそうだ	見当識	時間	
3	一人で買い物はできますか	1. 問題なくできる	2. だいたいできる	3. あまりできない	4. まったくできない	手段的 ADL	買い物	
4	バスや電車，自家用車などを使って一人で外出できますか	1. 問題なくできる	2. だいたいできる	3. あまりできない	4. まったくできない		交通機関	
5	貯金の出し入れや，家賃や公共料金の支払いは一人でできますか	1. 問題なくできる	2. だいたいできる	3. あまりできない	4. まったくできない		金銭管理	
6	トイレは一人でできますか	1. 問題なくできる	2. 見守りや声がけを要する	3. 一部介助を要する	4. 全介助を要する	基本的 ADL	排泄	
7	食事は一人でできますか	1. 問題なくできる	2. 見守りや声がけを要する	3. 一部介助を要する	4. 全介助を要する		食事	
8	家のなかでの移動は一人でできますか	1. 問題なくできる	2. 見守りや声がけを要する	3. 一部介助を要する	4. 全介助を要する		移動	

DASC-8:(1〜8項目まで)の合計点

　　　　点/32点

参考：　高齢者糖尿病の血糖コントロール目標 (HbA1c) におけるカテゴリー分類と DASC-8 の合計点の関係

カテゴリー I （認知機能正常かつ ADL 自立）：　10 点以下
カテゴリー II （軽度認知障害〜軽度認知症または手段的 ADL 低下，基本的 ADL 自立）：　11-16 点
カテゴリー III （中等度以上の認知症または基本的 ADL 低下または多くの併存疾患や機能障害）：17 点以上
　本ツールはスクリーニングツールのため実際のカテゴリー分類には個別に評価が必要

〔日本老年医学会：認知・生活機能質問票 (DASC-8) より許諾を得て転載 https://www.jpn-geriat-soc.or.jp/tool/pdf/dasc8_01.pdf〕
※必ずマニュアルを読んでから使用すること 日本老年医学会：DASC-8 使用マニュアル https://www.jpn-geriat-soc.or.jp/tool/pdf/dasc8_02.pdf

4　認知症の予防

! POINT

生活習慣病のコントロールや運動習慣，知的な活動は認知症の予防につながる

認知症を予防するには？

　これまで，認知症の危険因子について解説してきましたが，一方で認知症を予防する防御因子としては，運動習慣や余暇活動，社会参加，健康的な食生活，教育などが知られています（**図 11**）．

　運動介入による認知症予防に関しては，エビデンスも集積されつつあり，神経系，循環器系，運動系へ及ぼす潜在的なメカニズムも推定されています．ただし，その効果は軽微であり，どのような運動の

種類や程度，内容が効果的だとするほどのデータはまだみられません．

食事との関連については，エビデンスとしてはまだ十分ではありませんが，炭水化物を主とする高カロリー食や低タンパク食，低脂肪食は認知症のリスクを高める傾向にあるようです．最近の久山町研究では，大豆や大豆食品，野菜，藻類，牛乳および乳製品の摂取は認知症のリスクを軽減させると報告さ

れています．ビタミンEや抗酸化物質がリスクを低減させるという報告もありますが，個々の栄養素との関連は明らかではなく，総合的にバランスのよい食事を摂ることが重要と考えられます．

また，アメリカのNIHが提唱する認知症予防として，**表2**が挙げられています．これらがすべて克服できれば，認知症の約1/3が予防できるのではないかと期待されています．

図11 | AD 発症の促進因子と防御因子

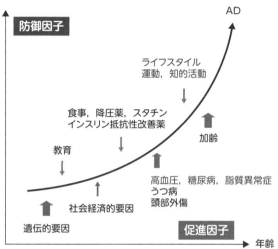

(Fratiglioni L, et al: An active and socially integrated lifestyle in late life might protect against dementia. Lancet Neurol,3（6）: 343-353, 2004 より作成)

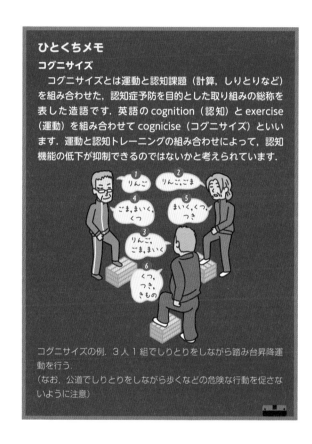

ひとくちメモ
コグニサイズ
　コグニサイズとは運動と認知課題（計算，しりとりなど）を組み合わせた，認知症予防を目的とした取り組みの総称を表した造語です．英語の cognition（認知）と exercise（運動）を組み合わせて cognicise（コグニサイズ）といいます．運動と認知トレーニングの組み合わせによって，認知機能の低下が抑制できるのではないかと考えられています．

コグニサイズの例．3人1組でしりとりをしながら踏み台昇降運動を行う．
（なお，公道でしりとりをしながら歩くなどの危険な行動を促さないように注意）

表2 | 認知症予防に有望と考えられるもの

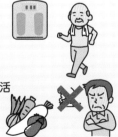

・2型糖尿病のコントロール
・高血圧と脂質異常症の改善
・望ましい体重の維持
・社会交流と知的な活動
・運動の習慣
・果実と野菜の多い健康的な食生活
・良質な睡眠
・禁煙 など

（文献 9，10）より作成）

すべて解決できれば
認知症の1/3を
減少できるとされています！

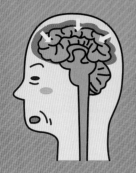

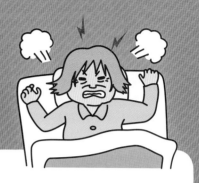

第**2**章

認知症の種類

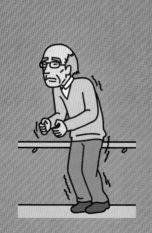

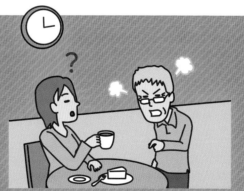

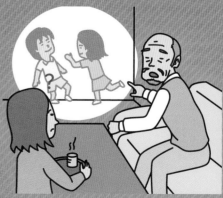

アルツハイマー病

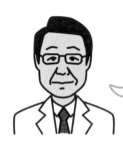

アルツハイマー病は，認知症の過半数を占めます．多くは孤発性で，高齢になると増加します．多くは，記憶の障害で発症し，その後，大脳高次機能障害が加わり，要介護となっていきます．早期から抗認知症薬によって症状の進行を抑え，適切なケアによって BPSD の発現をコントロールすることが重要です．

1 アルツハイマー病とは

! POINT

認知症のなかでは最も多く，多くは孤発性で，早発型と晩発型がある

アルツハイマー病とは？

アルツハイマー病（Alzheimer disease，AD）は，認知症の原因疾患のなかでは最も多く（60％以上），高齢になるにしたがい増加します．発症年齢によって 65 歳未満に発症する早発型アルツハイマー病（early-onset AD，EOAD）と 65 歳以降に発症する晩発型アルツハイマー病（late-onset AD，LOAD）の 2 型に分ける場合がありますが，本質的な相違はありません．なお，厳密には，「アルツハイマー病」という用語は無症状期から認知症にいたるまでを含む病理学的状態を指し，「アルツハイマー型認知症」は認知症が出現してからの臨床像を示します．

遺伝はするの？

多くは孤発性ですが，一部に家族性 AD（常染色体優性遺伝）もみられます（約 1％）．原因遺伝子としては，アミロイド前駆体タンパク（APP），プレセニリン 1（PS1），プレセニリン 2（PS2）などが知られています．多数の遺伝子変異が認められ，アミロイド β 42（A β 42）の産生亢進によって，AD 病理が進展します．アポリポタンパク（ApoE）の遺伝子には ε 2，3，4 の 3 つの対立遺伝子がありますが，ε 4 は孤発性 AD の遺伝学的危険因子で，ヘテロ接合体で約 3 倍，ホモ接合体で約 10 倍以上発症リスクを高めます．

2 発症のメカニズム

！POINT

**アミロイドβ（老人斑）とリン酸化タウ（神経原線維変化）が
脳萎縮を引き起こす**

アミロイド仮説とは？

アルツハイマー病の発症メカニズムとして有力なのが「アミロイド仮説」です．アルツハイマー病は，アミロイドβ（Aβ）をコアとする老人斑とリン酸化タウを主成分とする神経原線維変化の出現を特徴としています（**図1**）．これらがシナプス減少，神経細胞死をもたらし，脳萎縮にいたる，というものです（**図2**）．はじめにAβが神経細胞外に沈着し，次に沈着したAβが神経細胞の中にあるタウを過剰

図1 老人斑と神経原線維変化

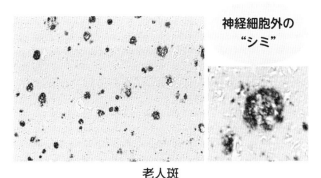
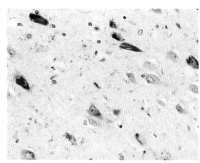

神経細胞外の"シミ"

神経細胞内の"ゴミ"

老人斑
Aβタンパクが主成分

神経原線維変化
リン酸化タウタンパクが主成分

図2 アミロイド仮説

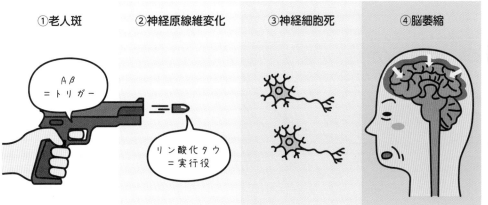

①老人斑　②神経原線維変化　③神経細胞死　④脳萎縮

Aβ＝トリガー

リン酸化タウ＝実行役

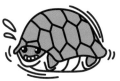

Aβが
トリガー（引き金）で，
リン酸化タウは
実行役です．

にリン酸化し神経原線維変化を引き起こします．そして最終的には神経細胞死が出現します．つまり，老人斑だけでは認知症は出現せずに，その後に発現する神経原線維変化によって神経細胞死が引き起こされ，症状が出現してくるということです．

コリン仮説とは？

AD 発症に関する別の考え方として「コリン仮説」があります（**図3**）．コリン作動系ニューロンの起始核である前脳基底部（マイネルト基底核）が高度に障害されるため，投射先である大脳皮質や海馬で神経伝達物質であるアセチルコリンの活性低下がみられ，学習や記憶の障害につながります．

どうやって進行していくの？

AD は発症の 20 年以上前から脳内の病理学的変化が始まっており，臨床症状が出現するまでおおよそ 20～25 年以上かかります（**図4**）．病変は，海馬

図3｜コリン仮説

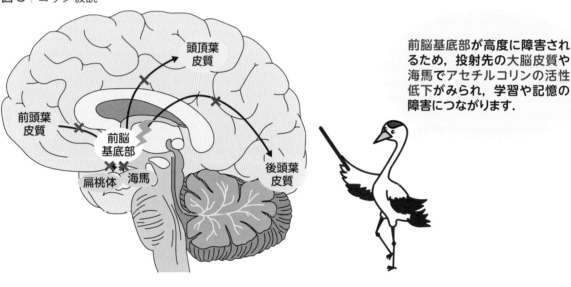

前脳基底部が高度に障害されるため，投射先の大脳皮質や海馬でアセチルコリンの活性低下がみられ，学習や記憶の障害につながります．

図4｜AD の病態プロセス

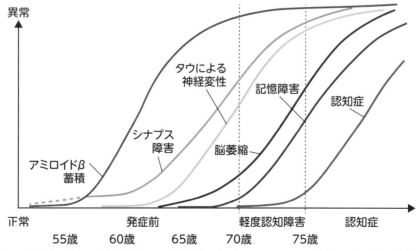

（Sperling RA, et al: Toward defining the preclinical stages of Alzheimer's disease: recommendations from the National Institute on Aging-Alzheimer's Association workgroups on diagnostic guidelines for Alzheimer's disease. Alzheimers Dement, 7（3）:280-292, 2011 より作成）

を含む側頭葉の内側から始まり，側頭頭頂葉の外側，ついには前頭葉を含む広範な大脳皮質へと広がっていきます（**図5**）．一方で，中心前回（運動野）や

後頭葉内側（視覚中枢），小脳半球は障害されにくい部位です．

図5 AD の病変部位

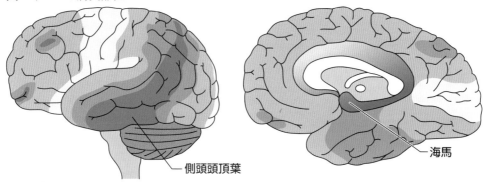

側頭頭頂葉

海馬

3 臨床症状と経過

🔔 POINT

MCI を経て中核症状は**緩徐に進行し**，しばしば BPSD を伴う

いつ，どのような症状が出るの？

AD は，軽度認知障害（MCI，p.5 参照）の時期を経て，緩徐に進行していきます（**表1，図6**）．中核症状としては，側頭葉内側（海馬）病変による近

表1 AD の分類

プレクリニカルAD	病理変化は出現しているが，臨床症状がまだみられない
ADによるMCI	ADの背景病理を有するMCI
ADによる認知症	ADにより認知症が出現している状態

時記憶障害で始まり，その後，側頭頭頂葉の病変による失語（健忘失語），失行（構成失行，着衣失行），失認（視空間失認）や前頭葉病変による遂行機能障害が加わり，さらに進行すると前頭葉を含む広範な大脳皮質の病変によって人格変化をきたし，ついには無言・無動状態となります．なお，運動障害や小脳失調，視覚障害などが病初期からみられることはありません．

BPSD は病初期は不安，うつ，アパシーなどが多くみられますが，その後は妄想，易怒性，興奮，そして中期になると徘徊や行動異常などが出現してきます．

図6｜AD の臨床症状と経過

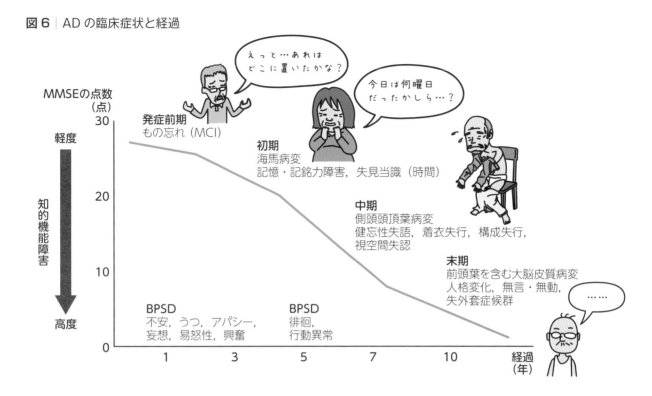

4　検　査

!POINT

MRI，脳血流 SPECT，アミロイド PET などの画像診断のほか，脳脊髄液や血液のバイオマーカーを用いて診断を行う

MRI ではなにがわかる？

　MRI では，海馬を含む側頭葉内側病変（神経細胞脱落）を反映して，病初期から萎縮がみられます（**図7**）．ただし，海馬領域の萎縮は，AD 以外の認知症をきたす疾患の多くでも種々の程度に認められるため，AD に特異的な変化ではありません．統計画像解析法である VSRAD（早期アルツハイマー型認知症診断支援ソフト，p.23 参照）を用いると，海

馬領域の萎縮がスコアとして表示されるため，広く利用されています．たとえば，**図8**の症例では，萎縮の程度を示す Z スコアが 2.77 と表示されます（2以上が有意な萎縮）．これは，健常者より 2.77 標準偏差分の容積が減少していることを示しています．

脳血流 SPECT ではなにがわかる？

　脳血流 SPECT 画像では，側頭頭頂葉領域においては萎縮よりもシナプス障害を反映した血流や代謝

図7 | AD 患者の MRI 画像

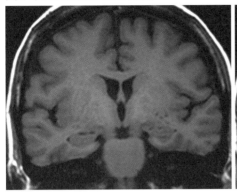

健常者

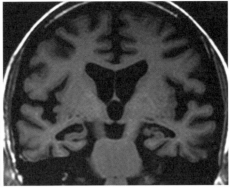

AD患者

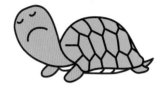

AD 患者の MRI 画像には著明な脳萎縮が見られます.

の低下が認められます（**図9**）．通常の横断断層像のみではなく，統計画像解析法（3D-SSP や eZIS が利用されています）を用いると，側頭頭頂葉や後部帯状回の血流低下がみられるため，早期診断や鑑別に役立ちます．Z スコア画像では側頭頭頂葉，後部帯状回，一部前頭葉の血流低下が明瞭に観察されます．

概して若年発症例は海馬病変よりも側頭頭頂葉病変が目立ち，大脳巣症状（失語，失行，失認）がみられやすく，高齢発症例は海馬領域に病変が限局する傾向があり，記憶障害が主となります．

アミロイド PET ではなにがわかる？

脳内のアミロイドやタウの集積を PET で検出できる方法も登場してきました（**図10**）．アミロイド PET で集積が認められれば，AD 病理の存在を示唆するといえますが，まだ保険適用はなく，主に研究面で利用されています．アミロイド PET を用いた研究によれば，アミロイドの集積は臨床的に診断

された AD で 80～85％程度（残り 15～20％は AD 病理ではない，すなわち AD の臨床診断が間違いであることを意味します），MCI で 60～65％前後（AD を背景病理とした MCI），健常高齢者で 20～30％（プレクリニカル AD を示唆）にみられると報告されています．

バイオマーカーではなにがわかる？

脳脊髄液検査では，リン酸化タウの上昇と Aβ42 の低下がみられます．リン酸化タウの上昇は，神経原線維変化に陥った神経細胞が壊れ，内部のリン酸化タウが脳脊髄液に流出することで起こり，Aβ42 の低下は脳内に老人斑のコアとして Aβ42 が沈着するため，脳脊髄液から減少することで起こります．

なお，血液検査としては，血液中の微量な Aβ42 を質量分析法などにより検出できるようになり，スクリーニング法として開発されつつあります．今後は，このような非侵襲的で低コストのスクリーニング法が普及してくるでしょう．

図8 AD 患者の VSRAD を用いた評価（80 歳代女性）

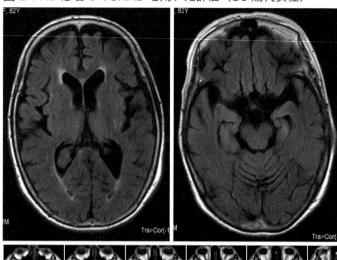

この患者は健常者より
2.77 標準偏差分，
海馬の容積が減少して
います．

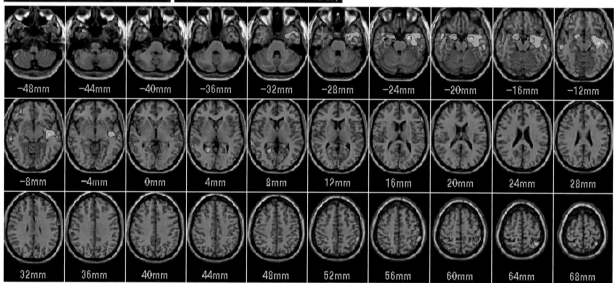

80 歳代女性（軽度 AD，MMSE　23/30）．Z スコア =2.77.

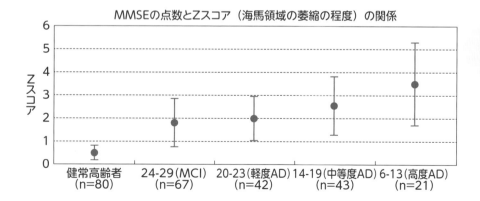

MMSEの点数とZスコア（海馬領域の萎縮の程度）の関係

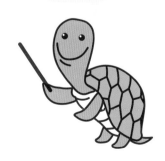

AD が進行する（= MMSE
の点数が少なくなる）ほど，
Z スコアも大きくなります．

図9 | AD患者の側頭頭頂葉病変の脳血流SPECT画像

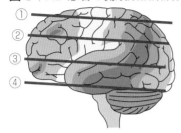

3D-SSPを用いると,
側頭頭頂葉と後部帯
状回の血流低下がみ
とめられます.

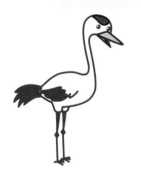

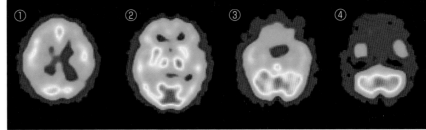

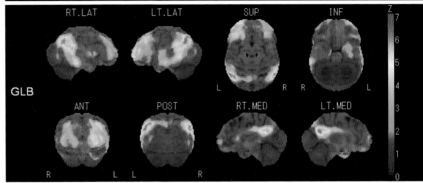

50歳代女性,MMSE18/30
上段では赤い部分が血流豊富,下段では赤い部分が血流低下を示す

図10 | アミロイドPET

陰性　　　　　**陽性**

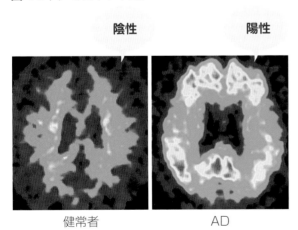

健常者　　　　　AD

5 診　断

! POINT

認知機能障害があり，他の原因を除外できれば診断される

[どのような診断基準があるの？]

NIA-AA と DSM-5 による代表的な診断基準を**表 2**,

表 3 に示します．診断は，緩徐進行性の記憶または非記憶領域の客観的な認知機能障害がみられ，その他の認知機能障害をきたす原因を除外することで

表 2 | NIA-AA による診断ガイドライン

ほぼ確実な Alzheimer 型認知症

1. 認知症があり

    A. 数か月から年余に緩徐進行

    B. 認知機能低下の客観的病歴

    C. 以下の 1 つ以上の項で病歴と検査で明らかに低下

        a. 健忘症状，b. 非健忘症状：失語，視空間機能，遂行機能

    D. 以下の所見がない場合

        a. 脳血管障害，b. Lewy 小体型認知症，c. behavioral variant FTD,

        d. 進行性失語症（semantic dementia, non-fluent/agrammatic PPA）

        e. 他の内科・神経疾患の存在，薬剤性認知機能障害

ほぼ確実性の高い Probable Alzheimer 型認知症

認知機能検査の進行性低下例，原因遺伝子変異キャリアー

疑いのある Alzheimer 型認知症

非定型な臨床経過

他疾患の合併例

a. 脳血管障害，b. Lewy 小体型認知症，c. 他の神経疾患や内科疾患，薬剤性

Alzheimer 病病理が存在するほぼ確実な Alzheimer 型認知症

脳 Aβ 蓄積のバイオマーカー：CSF Aβ 42 低下，アミロイド PET 陽性

2 次性神経変性や障害のバイオマーカー：

　　脳脊髄液総タウリン酸化タウ増加，側頭・頭頂葉の糖代謝低下（FDG-PET）

　　側頭・頭頂葉の萎縮（MRI 統計画像処理）

Alzheimer 病病理が存在する疑いのある Alzheimer 型認知症

非 Alzheimer 型認知症の臨床診断，バイオマーカー陽性か AD の脳病理診断

注：アミロイド PET，FDG-PET および脳脊髄液 Aβ 42 測定はわが国では保険適用外検査である．

（日本神経学会 監，「認知症疾患診療ガイドライン」作成委員会 編：認知症疾患診療ガイドライン 2017. p.211，医学書院，2017 より許諾を得て転載）

PPA：primary progressive aphasia，原発性進行性失語症

なされます．NIA-AA では，その他に研究用の診断基準として，アミロイド蓄積，神経変性のバイオマーカーが記載されています．DSM-5 では dementia（認知症）の用語が major neurocognitive disorder（大神経認知障害）に改められましたが

（わが国では，major neurocognitive disorder ＝ 認知症，mild neurocognitive disorder ＝ 軽度認知障害とされています），潜行性の発症と緩徐な進行，他の疾患の除外が基本であることは NIA-AA と同様です．

表3 | DSM-5 におけるアルツハイマー病による認知症

A. 認知症または軽度認知障害の基準を満たす．

B. 1つまたはそれ以上の認知領域で，障害は潜行性に発症し緩徐に進行する（認知症では，少なくとも2つの領域が障害されなければならない）

C. 以下の確実なまたは疑いのあるアルツハイマー病の基準を満たす：

認知症について：

確実なアルツハイマー病は，以下のどちらかを満たしたときに診断されるべきである．そうでなければ疑いのあるアルツハイマー病と診断されるべきである．

（1）家族歴または遺伝子検査から，アルツハイマー病の原因となる遺伝子変異の証拠がある．

（2）以下の3つすべてが存在している：

（a）記憶，学習，および少なくとも1つの他の認知領域の低下の証拠が明らかである（詳細な病歴または連続的な神経心理学的検査に基づいた）

（b）着実に進行性で緩徐な認知機能低下があって，安定状態が続くことはない．

（c）混合性の病因の証拠がない（すなわち，他の神経変性または脳血管疾患がない，または認知の低下をもたらす可能性のある他の神経疾患，精神疾患，または全身性疾患がない）．

（日本精神神経学会（日本語版用語監修），髙橋三郎・大野裕（監訳）：DSM-5 精神疾患の診断・統計マニュアル．p.602-603，医学書院，2014 より許諾を得て転載）

6 治　療

!POINT

3 種類の ChE 阻害薬と 1 種類の NMDA 受容体拮抗薬がある

AD にはどんな薬がある？

　AD には症候改善薬として，3 種類のコリンエステラーゼ（ChE）阻害薬（ドネペジル，ガランタミンとリバスチグミン）と 1 種類の NMDA 受容体拮抗薬（メマンチン）があります．ChE 阻害薬は比較的初期から投与されると，一時的な改善やある程度の進行抑制が期待できます．3 つの ChE 阻害薬は，図 11 に示すように多少の薬理学的作用機序の相違がみられますが，効果についてはほぼ同等と考えられています．

　表 4 に各薬剤の特徴をまとめました．使い分けとしては，ドネペジルは軽度から高度まで適応がありますが，ガランタミンとリバスチグミンは軽度から中等度まで，メマンチンは中等度から重度までの適応となっています（図 12）．メマンチンは ChE 阻害薬との併用が可能です．

　概して，ChE 阻害薬はアパシー，抑うつ，不安などに有効で（元気を出す作用），メマンチンは妄想，攻撃性，易刺激性などに効果的です（興奮を抑える作用）．主な副作用として，ChE 阻害薬は悪心・嘔吐，下痢，食欲不振などの消化器症状や徐脈や伝導ブロック，メマンチンは眠気，ふらつき，頭痛などがみられます．

ひとくちメモ

疾患修飾薬

　AD の病理学的変化が進む過程に直接作用し，神経細胞変性，神経細胞死を遅延させ，認知症の臨床症状の進行を抑える治療薬です．現在，アミロイドやタウをターゲットとした多くの臨床試験が行われていますが，まだ有用性が確認されたものはありません．

図 11 ｜ AD 治療薬の作用機序

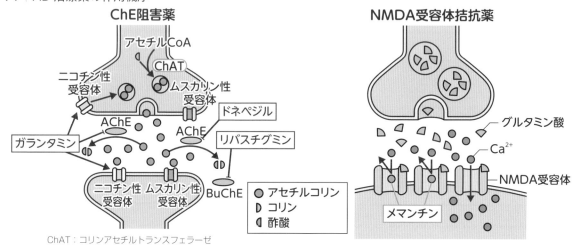

ChAT：コリンアセチルトランスフェラーゼ
AChE：アセチルコリンエステラーゼ
BuChE：ブチリルコリンエステラーゼ

（文献 4）をもとに作成）

表4 | AD 治療薬の種類

一般名 (商品名)	ドネペジル (アリセプト®)	ガランタミン (レミニール®)	リバスチグミン (イクセロン®パッチ, リバスタッチ®パッチ)	メマンチン (メマリー®)
作用機序	アセチルコリン エステラーゼ阻害	アセチルコリン エステラーゼ阻害 およびニコチン受容体 増強作用	アセチルコリン エステラーゼ阻害 およびブチリルコリン エステラーゼ阻害	NMDA受容体 アンタゴニスト
ADの適応	軽度から重度 (DLBにも適応)	軽度および中等度	軽度および中等度	中等度から重度
剤形	錠剤, 口腔内崩壊錠, 細粒剤, ゼリー剤, ドライシロップ	錠剤, 口腔内崩壊錠, 経口液剤	パッチ剤	錠剤, 口腔内崩壊錠, ドライシロップ
投与回数	1日1回	1日2回	1日1回	1日1回 ChE阻害薬と併用可

図12 | 病期別の治療薬剤選択のアルゴリズム

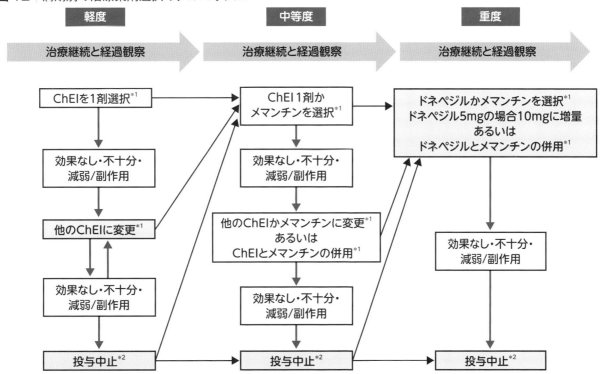

*1 薬剤の特徴と使用歴を考慮して選択.
*2 急速に認知機能低下進行例があり, 投与中止の判断は慎重に.

(日本神経学会 監, 「認知症疾患診療ガイドライン」作成委員会 編:認知症疾患診療ガイドライン 2017. p.227, 医学書院, 2017 より許諾を得て転載)

7　合併症とケア

! POINT

さまざまな身体疾患や併存疾患が認知機能障害の進行に影響

認知症と老年症候群の関係は？

　認知症患者の多くは高齢者のため，さまざまな身体疾患や合併症を伴っています．これらの併存疾患を適切に治療・コントロールしないと，認知症の進行にも影響を及ぼす場合があります．

　たとえば，転倒からの骨折，誤嚥からの肺炎，低栄養からのフレイル，排泄障害などといった老年症候群が加わると，認知症を悪化させていくとともに，ADL が低下していきます（**図 13**）．フレイルやサルコペニアの合併も多く，さらに要介護へと進んでいきます．なお，認知症患者は，通常では診断から10 年前後で合併症により死亡することが多いです．

　高齢者では，包括的・全人的な診療が必要で，「高齢者の "認知症" をみるのではなく，認知症をもつ "高齢者" をみる」べきです．

図 13 |　高齢者の認知症のみかた

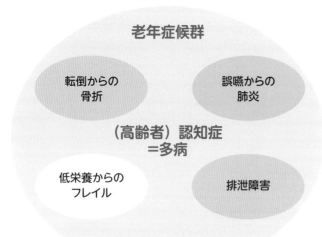

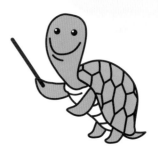

高齢者の "認知症" を
みるのではなく，
認知症をもつ "高齢者"
をみる必要があります！

ひとくちメモ

高齢者総合機能評価（CGA）

　高齢者は多病であるとともに，さまざまな生活機能障害があるため，これらを多角的・包括的に評価し，最適な医療やケアを施す必要があります．高齢者総合機能評価（Comprehensive Geriatric Assessment, CGA）には，①身体的機能：基本的 ADL（Barthel Index で評価）と手段的 ADL（Lawton らの評価），②精神心理的機能：認知機能（MMSE や HDS-R など）とうつ（Geriatric depression scale），③社会経済的要因：居住状況，介護者，家族などがあり，その他に栄養や服薬などが含まれます．CGA を実施して，個々の高齢患者の障害の問題点を検出することによって，入院日数や入院回数の減少，薬剤の適正化，ケアの効率化，栄養状態の改善，認知症やうつの早期発見が可能となります．

■ COLUMN

高齢者タウオパチー

■ 高齢者タウオパチーとは？

　タウ病理からなる認知症で，神経原線維変化型老年期認知症や嗜銀顆粒性認知症が含まれます．高齢になるほど増加し，AD との鑑別は困難です．そのため，AD と臨床診断された患者の十数％は病理学的には高齢者タウオパチーだといわれています．

■ 神経原線維変化型老年期認知症とは？

　海馬領域に多数の神経原線維変化がみられ，老人斑はみられないか欠如します．記憶障害を主とし緩徐に進行しますが，他の認知機能や人格変化は比較的保たれます．脳画像では海馬領域の萎縮がみられます．同様に老人斑を欠き海馬領域に神経原線維変化が出現する病理・病態は primary age-related tauopathy（PART）とよばれます．PART は認知機能正常者から，MCI〜認知症までを含む病理学的概念です．

■ 嗜銀顆粒性認知症とは？

　主に側頭葉内側に多数の嗜銀顆粒（Gallyas-Braak 染色で描出される）が出現し，緩徐に進行する記憶障害を主とし，易怒性，攻撃性，暴力などの BPSD がみられやすい認知症です．左右差のある側頭葉内側前方（迂回回）の萎縮がみられることが特徴的です．なお，嗜銀顆粒はしばしば多くの神経変性疾患にも合併してみられることがあります．

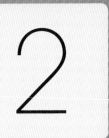

2 血管性認知症

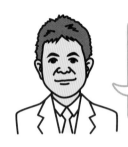

血管性認知症は，脳卒中が原因となって起こります．脳卒中による症状に加え，前頭葉が障害されることによるさまざまな症状が出現します．これらの症状は脳卒中が再発するたびに悪化していくため，大小の脳卒中を予防することが，血管性認知症が起こること（発症）や悪化の予防につながります．

1 血管性認知症とは

❗ POINT

脳卒中が原因となる．AD に次いで多く，男性に多い

[どのような認知症？]

血管性認知症（vascular dementia, VaD）は，脳の血管が詰まる脳梗塞や，脳の血管が破れて出血する脳出血などの脳卒中が原因となって起こります．認知症としては，アルツハイマー型認知症（AD）に次いで多く，認知症全体の 20% 近くを占めるとされています．また，AD は女性に多い疾患ですが，VaD は男性に多いです．

原因となる脳卒中には，大きな脳梗塞や小さな脳梗塞（ラクナ梗塞）の多発（**図 1**），神経伝達路である大脳の白質（**図 2**）に広がった病変などがありますが，いずれも認知機能が低下して認知症の原因になります（それぞれの MRI 画像は p.61 参照）．

図 1 | VaD の原因となる脳梗塞

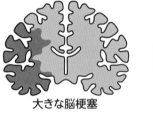
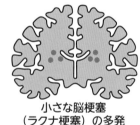

大きな脳梗塞 　小さな脳梗塞（ラクナ梗塞）の多発

図 2 | 白質病変

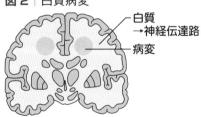

白質
→神経伝達路
病変

2 発症のメカニズム

!POINT

脳卒中によって脳の神経細胞が死滅することで起こる

[脳卒中からなぜ認知症になるの？]

VaD は，脳卒中によって脳の神経細胞の一部が死滅することで起こります．大きな脳梗塞や脳出血が起こると，その死滅した脳の部分によって出現する脳卒中の症状（半身麻痺，歩行障害，半身感覚障害，尿失禁など）とともに，一部の人に認知症の症状がみられるようになります．ラクナ梗塞や小さな脳出血では，脳卒中の症状（半身麻痺，半身感覚障害など）がはっきりしませんが（隠れ脳卒中）（**図3**），病変部が増えると，次第に認知機能が低下していき，こちらも認知症の原因になります．

図3 │ 隠れ脳卒中

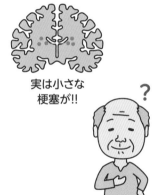

実は小さな梗塞が!!

?

隠れ脳卒中は脳卒中の症状がはっきりしませんが，病変部が増えると，次第に認知症に至ります．

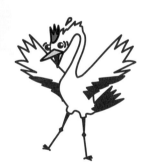

3 臨床症状と経過

!POINT

脳卒中の症状や，前頭葉が障害されることによる症状が出現．脳梗塞・脳出血が増えるたび悪化

[どのような症状が出るの？]

その原因から，まず脳卒中の症状（運動麻痺，ろれつが回らない，歩行障害，感覚障害など）がみられます（**図4**）．隠れ脳卒中では，脳卒中の症状がはっきりしませんが，病変の数が多くなってくると

認知機能が低下する場合もあります.

　AD では,記憶をつかさどる側頭葉内側の海馬が強く障害されるので,もの忘れ(記憶障害)が目立ちます.一方,VaD では脳梗塞の部位による症状に加えて,脳の白質という神経伝達路が障害されるため,前頭葉の働きが悪くなります.このため,意欲の低下,抑うつ,アパシー(無感動),遂行機能

障害,動作がゆっくりになるなどの症状が起こります.また,前頭葉の抑制が効かなくなることで,さいなことで泣いたり笑ったりするようになります(感情失禁)(**図 5**).

　これらの症状は,脳梗塞や脳出血が増えるたびに悪化していきます(**図 6**).

図 4 ｜脳卒中による症状

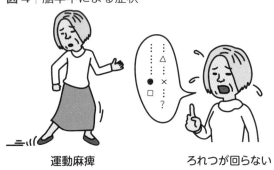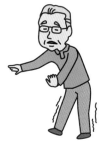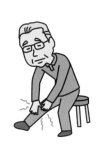

運動麻痺　　　　　ろれつが回らない　　　　歩行障害　　　　感覚障害

図 5 ｜前頭葉の障害による症状

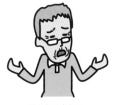

意欲の低下　　　　　抑うつ　　　　　アパシー

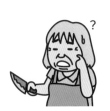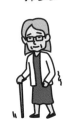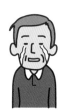

遂行機能障害　　　動作が　　　　　感情失禁
　　　　　　　　ゆっくりになる

図6 | VaD の症状の経過

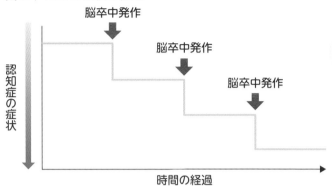

脳卒中発作

脳卒中発作

脳卒中発作

認知症の症状

時間の経過

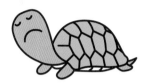

脳梗塞や脳出血が増えるたびにVaDの症状は悪化していきます．

4 検 査

! POINT

画像診断を行う

VaD ではどのような検査をするの？

VaD の検査は主に画像診断です．頭部 MRI では**図7**のような所見となります．脳血流 SPECT で

は，脳梗塞がみられる部位で脳の血流が低下することはもちろんですが，VaD ではさらに，前頭葉にも血流低下がみられることが特徴です（**図8**）．

図7 | VaD の頭部 MRI

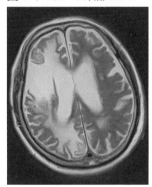

大きな脳梗塞が多発している病型

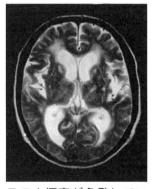

ラクナ梗塞が多発している病型

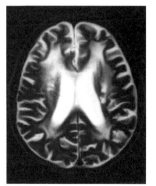

白質に病変が広がっている病型

図8 | 脳血流 SPECT 画像

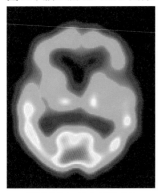

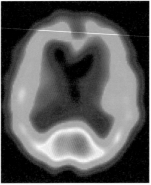

基底核を含む断層像　　　より上面の断層像

脳血流 SPECT 画像で
は，両側の前頭葉と基
底核に広範な血流低下
がみられます.

5 診　断

! POINT

**臨床症状と画像所見から脳血管障害を認め，
脳血管障害と認知症に関連性がみられた場合に診断**

どのように診断されるの？

　臨床症状と画像所見から脳血管障害を認め，脳血
管障害と認知症に関連性がみられた場合に VaD と
診断されます．ただし，脳血管障害を有する認知症
でも，脳血流 SPECT 画像の所見から，AD を併発
している場合がしばしばみられます．そのため，血
管性認知症の診断には注意が必要です.

ひとくちメモ
VaD と AD の関係は？

　高齢者 AD 患者では，数個のラクナ梗塞や小さな出血が
見つかることが少なくありません．以前は，脳血管病変を
有する認知症は VaD と診断されていました．しかし，脳血
流 SPECT などの所見から，脳血管障害を合併した AD
（AD with CVD）や，AD と VaD の合併である混合型認
知症などと診断される患者もしばしばみられます.

　AD の原因であるタンパク（アミロイドβ）の蓄積は，
もの忘れの症状が出る 20 年以上前から起こることがわか
ってきました．このような認知症の症状がまだ出ていない
段階でも，脳血管障害が起こると認知症になるのが早まり
ます．脳血管障害が起こらないように予防することは，
VaD の予防になるだけでなく，AD の予防にもなります.

6 治療・予防

！POINT

脳卒中の再発予防が非常に重要

治療はできるの？

VaDには抗認知症薬の適応はありません．また，現在のところは根本的な治療法も確立していないため，一度発症してしまった場合でも，再発・悪化予防が非常に重要となります．

どうすれば予防できるの？

脳卒中は再発しやすい病気です．脳梗塞や脳出血が増えれば増えるほど，認知症の発症や悪化の原因になりますので，脳卒中の再発を予防することが重要です．

高血圧，糖尿病，脂質異常症などの生活習慣病，心疾患（心不全，心房細動），過度の飲酒，喫煙，脱水は脳卒中を起こしやすくする危険因子です（**表1**）．

これらの危険因子をしっかり管理することが脳卒中の予防になり，脳卒中を起こさないことが血管性認知症の予防につながります．

特に脳梗塞を一度起こした人は，血液をさらさらにする薬（抗血小板薬や抗凝固薬など）を服用して血栓を予防することで，脳梗塞の再発を予防します．

表1 | 脳卒中を起こしやすくする危険因子

- 生活習慣病（高血圧，糖尿病，脂質異常症など）
- 心疾患（心不全，心房細動）
- 過度の飲酒
- 喫煙
- 脱水

3 レビー小体型認知症

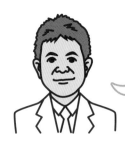

レビー小体型認知症は，アルツハイマー病，血管性認知症に続いて多くみられる認知症です．幻視などの特徴的な症状がみられることもありますが，病理学的にはアルツハイマー病との重複が多く，両者の鑑別は容易ではありません．そこで，以下ではADとの違いを含めて解説していきます．

1 レビー小体型認知症とは

! POINT

認知症の原因疾患としては3番目に多い．男性に多く発症

レビー小体型認知症とは？

レビー小体型認知症（Dementia with Lewy bodies, DLB）は，アルツハイマー病（AD）に次いで2番目に多い変性性認知症です．認知症全体としては，ADに次いで血管性認知症（VaD）が2番目に多く，DLBは3番目に多い認知症になります．また，ADは女性に多いですが，DLBは男性に多い認知症です．

ADとはどう違う？

DLBでは，後述（p.65～）するような特徴的な症状がいくつかみられます．しかし，病理学的にはADとの重複が多いです．そのため，両者の鑑別は容易ではありません．そこで，診断が困難な例や精神症状が強い例では，早期から専門医との連携を図ることが望ましいでしょう．

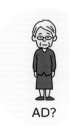
AD?

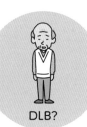
DLB?

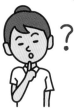

2 発症のメカニズム

！POINT

レビー小体が大脳皮質に蓄積して発症

DLB の原因は？

DLB の特徴は，大脳皮質のレビー小体とよばれる病理変化です．レビー小体の主成分は，α-シヌクレインとよばれるタンパクです．ふるえ（振戦）や動作が遅くなることなどの運動障害でよく知られている神経疾患として，パーキンソン病がありますが，DLB はそれと同じ仲間の病気です．レビー小体が主に大脳皮質に蓄積するとレビー小体型認知症になり，脳幹の黒質という部位に蓄積するとパーキンソン病になります（図 1）．いずれの病気でも，運動を制御する神経伝達物質であるドパミンという神経伝達物質が減少し，体の動きが悪くなります．また，DLB では AD の病理変化を合併することが多いです．

図 1 レビー小体の蓄積部位による違い

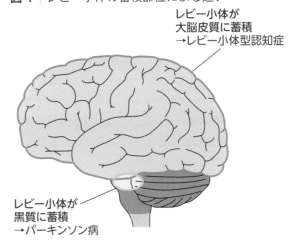

レビー小体が
大脳皮質に蓄積
→レビー小体型認知症

レビー小体が
黒質に蓄積
→パーキンソン病

3 臨床症状と経過

！POINT

幻視，レム期睡眠行動異常症，パーキンソニズム，認知の変動が特徴

DLB の症状は？

DLB は，多彩な症状を呈するので，必要な際に専門医を受診することが大切です．主な症状としては，注意力低下や空間認識障害（時計描画や立方体模写が苦手）が目立ちますが，記銘力障害は軽度の場合が多いのが AD との違いです．また，DLB では，幻視，レム期睡眠行動異常症，パーキンソニズム，認知の変動の4つの症状が特徴的（中核的特徴）です．これらの症状の有無は AD との鑑別に有用です．以下に中核的特徴について解説します．

幻視とは？

最も特徴的な症状です．実際にはいない人や小動物（犬，猫）や虫が見えると訴えます（**図2**）．「布団に知らない人が寝ているので寝られない」，「風呂に知らない人が入っているので入れない」などと訴え，患者本人が困る場合もあります．特に暗がりで起こりやすくなります．

レム期睡眠行動異常症とは？

レム期睡眠行動異常症（RBD）はDLBに特徴的な症状で，認知症に先行して現れることが多いです．レム睡眠では夢を見ていますが，通常では筋肉が緩んでいるので手足を動かすことはありません．ところが，DLBでは寝ているときに夢を見て大声で叫んだり，夢の内容に合わせて手足を動かしたりします（**図3**）．しかし，患者本人にその自覚はありません．

パーキンソニズムとは？

DLBは，パーキンソン病と同様に，運動を制御する神経伝達物質であるドパミンが減少して体の動きが悪くなります．DLBの患者も，病気の進行に伴って体の動きが悪くなり（動作緩慢），四肢に筋強剛，歩行障害や転倒，嚥下障害が多くみられるようになります（**図4**）．なお，ふるえはパーキンソン病に比べて少ないです．

認知の変動とは？

ぼーっとした状態とはっきりした状態をくり返します（**図5**）．1日のなかでも変動がみられ，日によっても違います．ぼーっとした状態が続くので，家族が意識障害を心配して救急受診することもあります．

図2｜幻　視

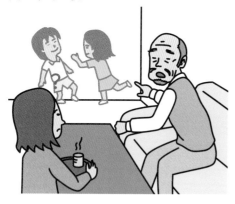

図3｜レム期睡眠行動異常症

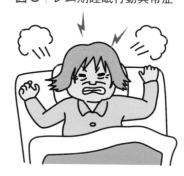

図4｜パーキンソニズム

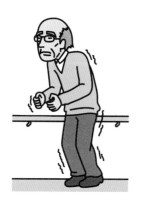

図5｜認知の変動

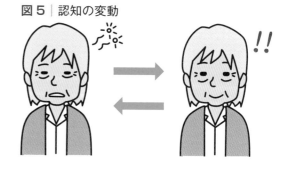

その他にはどのような症状がある？

配偶者や子どもを「似ているが別人だ」と誤って認識します（人物誤認）．このとき，攻撃的言動や行動のため周囲が困ってしまう場合もあります．また，抑うつ症状がみられると，うつ病と誤診されてしまう場合も多くみられますが，抗精神病薬に対する過敏性がみられるため，うつ病の診断や興奮に対して抗精神病薬が使用されると，認知症や運動症状が悪化することがあります．その他，便秘，排尿障害，起立性低血圧などの自律神経症状も多くみられます．

これらの症状はどのような経過をたどる？

これらの中核的特徴の症状は，すべての患者で必ず出るとは限りません．なかにはDLBの診断時に認知機能低下と幻視があっても，パーキンソニズムはほとんどみられない場合もあります．また，経過をみていると，後になってから幻視が出現したり，パーキンソニズムが出現・進行する場合もあります．一方，レム期睡眠行動異常症は認知機能低下が起こる何年も前からみられることが多いです．しかし，睡眠中で本人が気づかない症状であり，家族も認知症と関係ないと思って申告しないことが多いので，医療者から具体的な症状を挙げて確認することも必要です．

このように中核的な特徴の症状が揃わない場合では，次に解説する検査所見が診断のために有効になってきます．

4 検 査

⚠ POINT

各種画像診断や睡眠ポリグラフ検査を行う

どのような画像診断の方法がある？

DLBは症状が典型的でない場合は診断が難しく，しばしばADやうつ病と診断されて見逃されていることがあります．しかし，各種の画像診断は，特にADとの鑑別やパーキンソン病の診断に有用です．

頭部MRIでは，DLBの脳萎縮・海馬萎縮はADと比較すると軽度なことが多いです．そのため，記憶障害もADに比べて軽度なことが多いです．脳血流SPECTでは，ADでは側頭頭頂葉，後部帯状回の血流低下がみられますが，DLBでは，それに加えて後頭葉の血流低下がみられるのが特徴です（**図6**）．また，DLBでは早期から自律神経の障害を伴います．そこで，心筋の交感神経機能を評価するMIBG心筋シンチグラフィを行うと，広範な自律神経障害

各検査方法の詳細はp.23を参照してください．

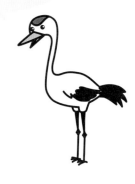

図6│脳血流SPECT

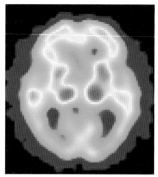

側頭頭頂葉に加えて後頭葉
の血流低下がみられる

図7│MIBG心筋シンチグラフィ

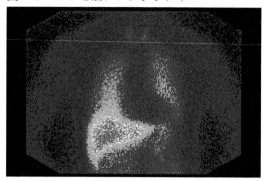

MIBGの心筋への集積低下がみられる

図8│ドパミントランスポーターイメージング

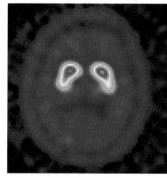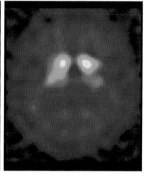

正常　　　　　　　　　　DLB

DLBでは線条体の
集積が低下する

を反映して，DLBではMIBGの心筋への集積低下
がみられるため，ADとの鑑別に有用です（**図7**）.
ドパミントランスポーターイメージングでは，運動
を制御する脳内の神経伝達物質の1つであるドパミ
ンの低下を示します．DLBやパーキンソン病にお
ける線条体のドパミン神経の変性を反映するため，
DLBでは線条体の集積が低下します（**図8**）.

［　その他の検査方法は？　］

　画像診断に加えて，レム期睡眠行動異常症を正確
に診断するため，睡眠ポリグラフ検査を行うことも
あります.

5 診　断

POINT

中核的特徴と指標的バイオマーカーにあてはまる個数で診断

どのように診断される？

DLB は特徴的な症状に気づかない場合には診断が難しく，AD やうつ病と診断されて見逃されていることもよくあります．そこで，2017 年に新たな診断基準が採用されました（**図9**）．

進行性の認知機能低下に加えて，**図2〜5**で示した 4 つの中核的特徴のうち 2 つ以上の症状があれば「ほぼ確実」と診断されます．また，1 つの症状が

あって，①大脳基底核でのドパミントランスポーター取り込み低下，②MIBG 心筋シンチグラフィで取り込み低下，③睡眠ポリグラフ検査で筋活動低下を伴わないレム睡眠，のうち 1 つの特徴（指標的バイオマーカー）がみられれば，「ほぼ確実」と診断されます．このように，診断に役立つ画像所見なども含めた新たな診断基準を使うことによって，より多くの患者が正確に診断されることが期待されています．

図9 | DLB の臨床診断基準（2017 年）

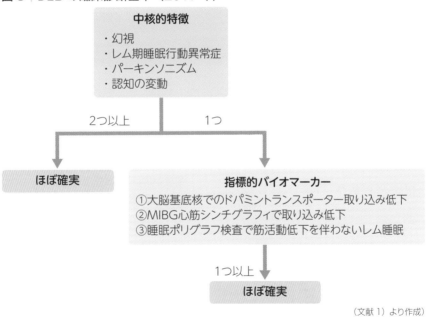

（文献 1）より作成）

6 治　療

❗ POINT
ChE 阻害薬を用いる

薬物療法は？

DLB では，AD と同様に脳内の神経伝達物質のひとつであるアセチルコリンが不足しています．そこでアセチルコリンの分解を抑制する ChE 阻害薬を使用します．この薬によって，症状（特に幻視や注意・覚醒度）の改善と認知症の進行を遅らせる効果が期待できます．なお，保険適用があるのはドネペジル（アリセプト®）のみです（2020 年現在）．

また，パーキンソン症状（歩行障害や動作緩慢など）に対しては，パーキンソン病の治療薬の効果が期待できます．

ドネペジルの作用機序は p.54 を参照してください.

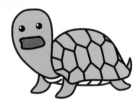

7 合併症

❗ POINT
転倒による**骨折**や誤嚥による**肺炎**などの頻度が高い

どのような合併症がある？

図10 のようにパーキンソン症状を有する DLB では，AD と比較しても，転倒による骨折や誤嚥による肺炎のため，入院・死亡の頻度が高く，より早期に外来への通院が困難になります．そこで，DLB と診断されたら，早期からリハビリテーション（訪問・通所），デイサービスを利用して運動機能の維持をすることが必要です．

図 10 | DLB と AD の外来通院率

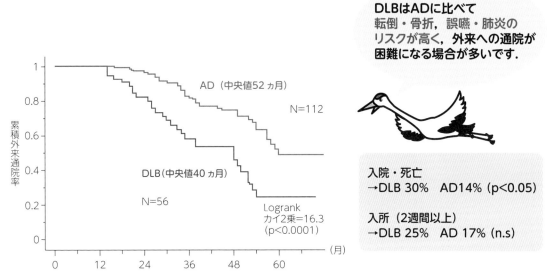

(Hanyu H, et al: Differences in clinical course between dementia with Lewy bodies and Alzheimer's disease. Eur J Neurol, 16 (2) : 212-217, 2009 より作成)

4 前頭側頭型認知症

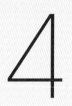

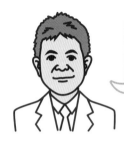

神経変性疾患による認知症のひとつで，主に精神症状や行動障害が目立つ bvFTD と，言語症状が強く出る SD に分けられます．特に，bvFTD では常同行動や脱抑制，無関心などの特徴的な症状がみられます．適切な診断や治療・ケアのためには，必要に応じて専門医との連携が必要です．

1 前頭側頭型認知症とは

! POINT

bvFTD や SD などがあり，多くは 65 歳以下で発症

前頭側頭型認知症とは？

前頭側頭型認知症（frontotemporal dementia, FTD）は，前頭葉や側頭葉の大脳皮質を中心に特定のタンパク質が蓄積して起こる変性・萎縮による認知症で，緩徐に進行していきます．同じ変性型の認知症のなかでは，アルツハイマー型認知症（AD），レビー小体型認知症（DLB）に次いで多い

です．多くは 65 歳以下の若年で発症します．AD に比べると，もの忘れ（記憶障害）や視空間認知障害が軽いことも特徴です．

FTD は，精神症状，行動障害が目立つ行動障害型前頭側頭型認知症（behavioral variant FTD, bvFTD）のほか，言語症状が強く出る意味性認知症（semantic dementia, SD），進行性非流暢性失語症（progressive non-fluent aphasia, PNFA）に分けられます（**図 1**）．

図 1 FTD の分類

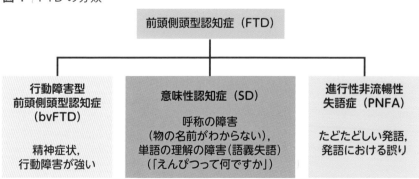

2 発症のメカニズム

！ POINT
前頭葉や側頭葉の働きが悪くなることで起こる

どのような原因で発症するの？

　FTD では，前頭葉や側頭葉に限局した神経細胞の脱落がみられます．残存する神経細胞にはタウタンパクや TDP-43 などの異常タンパクが蓄積していることがわかっていますが，現在では，なぜこのような変化が起こるかはまだ解明されていません．

　前頭葉には，本能や自己の欲求を適度に抑制する働きがあります．これらに伴う脳の変性や萎縮によって，bvFTD では前頭葉の働きが悪くなり，前頭葉による抑制が解放されることでさまざまな精神症状や行動障害が起こります．一方，SD は言葉に関連する側頭葉の働きが悪くなることで言葉の障害が出現します．また，PNFA は左優位のシルビウス裂周囲（前頭－側頭－頭頂葉）の萎縮に伴い，たどたどしい，途切れ途切れの発語になります（**図2**）．

図2 | FTD における脳の障害部位

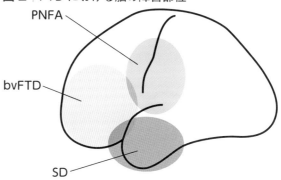

（羽生春夫編著：ひと目でわかる認知症画像診断ハンドブック．p.53，医学と看護社，2017 より許諾を得て転載）

　なお，一部は家族歴が認められ，遺伝子異常がみられることがわかっています．家族性の場合には，タウ遺伝子，*TDP-43* 遺伝子などに変異が見つかっています．

3 臨床症状と経過

！ POINT
常同行動，脱抑制，無関心などの特徴的な症状がみられる

FTD に特徴的な症状は？

　AD ではもの忘れ（記憶障害）が目立つのに対し，FTD，特に bvFTD では人格や行動の障害が目立つ場合が多いです．bvFTD は，前頭葉が障害されるため，常同行動や脱抑制，無関心などの特徴的な

症状がみられます．脱抑制によって本能の赴くままに行動するような「わが道を行く行動（going my way behavior）」が出現します．そのため，周囲の人から「あの人は変わってしまった」と思われることがあります．しかし，自覚症状はなく，病識は欠如しています．bvFTD では，ときに精神疾患と誤

診される場合も多く，注意が必要です.

どんな症状がみられる？

以下に，FTDに特徴的な症状について，例を挙げながら説明していきます.

まず，常同行動とは，毎日同じ時刻に同じ行動をするようになることです（時刻表的生活）（**図3**）. たとえば，「毎日同じ時刻に同じ喫茶店に出かけ，同じ椅子に座り，同じものを食べて帰る. いつも自分が座る椅子に，ほかの人が座っていたところ，怒

って椅子からどかそうとした」などです.

脱抑制は，社会的に不適切な行動をすることです（**図4**）. たとえば，「店の商品なのにお金を払わずに持ち帰り（万引き），警備員から咎められても『何が悪い』という言動をとるため，警察に通報された」「道路を逆走するなどの危険運転や交通違反をくり返す」「他人の家の庭に咲いている花を，『きれいな花だから』と折って持ち帰ってしまった』などの行動が典型的です.

無関心は，他人に対する思いやりの欠如による冷

図3 | 常同行動

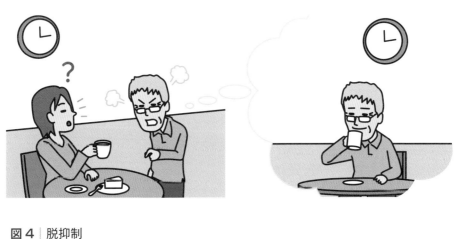

図4 | 脱抑制

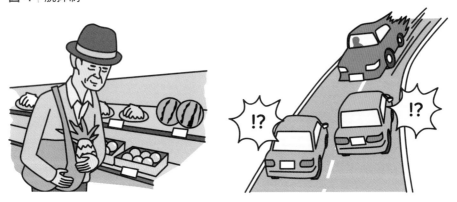

たく無関心な態度がみられることです（**図5**）.

食行動異常は，甘いものや味の濃いものへ嗜好が変わったり，決まった食品や料理に固執することです（**図6**）.

言語障害は，言葉の意味がわからない，物の名前が出てこないことです（**図7**）．たとえば，「鉛筆を使うことができるのに『えんぴつって何ですか？』と尋ねる」ことや，「非典型的な読み方をする文字が読めないため，『海老』を『カイロウ』と読む」などです．また，具体的な物の名前が出てこないので，会話に「あれ」や「それ」が多くなります．

図5 | 無関心

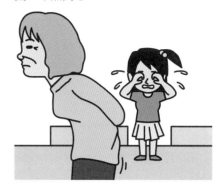

図6 | 食行動異常

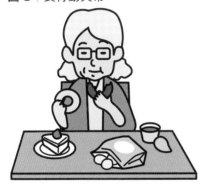

図7 | 言語障害

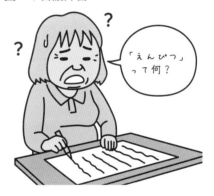

4 検 査

！POINT

画像診断を行う

どのような検査をするの？

FTD では，主に前頭葉や側頭葉に萎縮がみられるため，CT や MRI，脳血流 SPECT などの画像診断を行います．

bvFTD では，CT や MRI の画像で前頭葉に限局した萎縮がみられ，脳血流 SPECT でも，両側の前頭葉を中心に血流低下がみられます（**図8**）．SD では，MRI の画像で言語中枢側である左側頭葉に強い萎縮がみられ，脳血流 SPECT では，左側頭葉を中心に，左前頭葉にも血流低下がみられます（**図9**）．

図 8 | bvFTD の画像所見

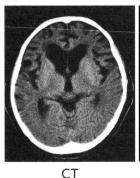
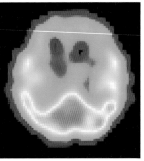

CT　　　　　　脳血流SPECT

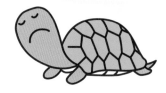

前頭葉に萎縮や血流低下がみられます.

図 9 | SD の画像所見

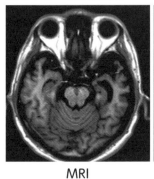
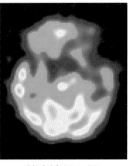

MRI　　　　　　脳血流SPECT

左側頭葉に萎縮や血流低下がみられます.

5 診　断

! POINT

bvFTD では，脱抑制などの特徴的な症状の有無，SD では言語障害の有無から診断

［ FTD にはどんな診断基準があるの？ ］

　表 1，表 2 に bvFTD と SD の診断基準を示します．bvFTD では，脱抑制などの特徴的な症状の有無，SD では言語障害の有無から診断をしていきます．

表1 | bvFTD 診断基準

以下のうち3つを認める
1. 行動の脱抑制
2. アパシーまたは無気力
3. 思いやりの欠如または共感の欠如
4. 保続的，常同的または強迫的／儀式的行動
5. 口唇傾向および食事の変化
6. 記憶や視空間認知機能の保持と遂行機能障害

（羽生春夫編著：ひと目でわかる認知症画像診断ハンドブック．p.53，医学と看護社，2017 より許諾を得て転載）

表2 | SD の診断基準

以下の両方が存在する
1. 呼称能力の障害
2. 単語の理解の障害（語義障害）
以下のうち3つ以上が存在する
1. 対象物知識の障害
2. 表層性失読／失書
3. 復唱能力の保存
4. 発話能力の保存

（羽生春夫編著：ひと目でわかる認知症画像診断ハンドブック．p.53，医学と看護社，2017 より許諾を得て転載）

6 治 療

! POINT

対症的な薬物療法と非薬物療法を組み合わせて治療する

どのような治療をするの？

現在のところ，FTD に対する根本的な治療法は開発されていません．そこで，対症的な薬物療法と非薬物療法を組み合わせて治療することになります．抗認知症薬の使用は，効果が期待できないばかりか，行動症状が悪化する場合もあります．しかし，漢方薬の抑肝散は精神症状や行動障害に対してときに有効です．FTD はセロトニン欠乏がみられることから，抗うつ薬が精神症状や行動障害に対して使用される場合もあります．

非薬物療法としては，FTD の症状である常同行動を利用し，決まった日課への誘導・継続を図るルーティン化療法が，患者の行動障害を軽減させて，介護者の負担につながります（**図10**）．

患者の行動を無理に止めようとすると，暴言・暴力につながることも多いです．また，初期には見当識，記憶，視空間認知，日常生活動作が維持されるため，患者の外出・周遊行動への付き添いは必要な

いことを介護者へ指導しましょう．

図10 | ルーティン化療法

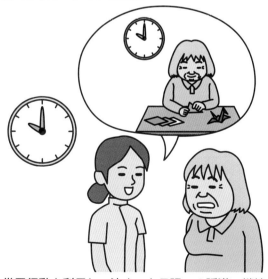

常同行動を利用し，決まった日課への誘導・継続を図る．

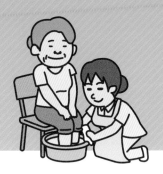
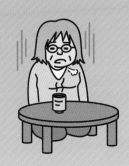

第 **3** 章

BPSDとその対処法

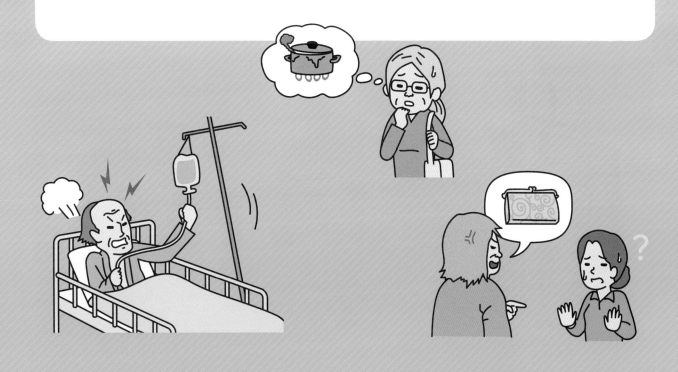

睡眠に関する症状

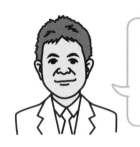

認知症では，睡眠に関する症状を合併する頻度が高いです．また，夜間せん妄も，認知症患者にしばしば合併します．いずれにしても，夜間に不眠で落ち着かない状態であれば，家族や介護者の睡眠を妨げ，介護負担が大きくなり，在宅介護の破綻にもつながるため，対策を考えることはとても重要です．

1 睡眠障害

❗POINT

睡眠の状況を確認し，環境の改善を行う．
薬物療法は少量から開始

【 **どのような症状？** 】

認知症患者の睡眠障害としては，昼夜逆転（昼に寝て夜に起きてしまう）や入眠障害（夜になかなか寝付けない），中途覚醒（眠りが浅くて夜中に何度も起きてしまう）などがあります（**図1**）．

図1｜睡眠障害

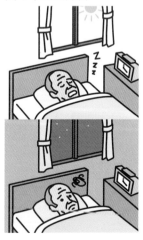

昼夜逆転

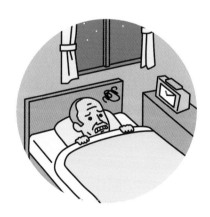

入眠障害

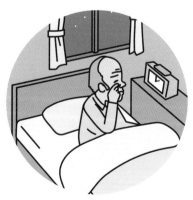

中途覚醒

原因としては，身体的要因や生理的要因，心理的要因，精神医学的要因のほか，薬剤の影響で不眠になることもあります（**表1**）.

どのように対応する？

まず，睡眠の状況について家族・介護者に確認しましょう．就寝時間が早すぎる場合には時間を遅らせたり，昼寝の時間が長すぎて夜に眠れなくなっている場合には昼寝の時間を減らすなど，睡眠時間の調整をします（**図2**）.

その他，**表1**で示した原因がないかをチェックしましょう．思い当たる点があれば，できる限り改

表1 | 睡眠障害の原因

身体的要因	疼痛，かゆみ，頻尿，下痢，咳，呼吸困難など
生理的要因	不適切な室温，騒音，照明，慣れない環境，寝具など
心理的要因	ストレス，喪失体験，恐怖体験
精神医学的要因	うつ病，不安障害，統合失調症，脳器質性疾患，認知症
薬剤	中枢神経刺激薬，降圧薬，インターフェロン，ステロイド，選択的セロトニン再取り込み阻害薬，アルコール，カフェイン，睡眠薬などの依存と離脱症状

図2 | 睡眠時間の調整の例

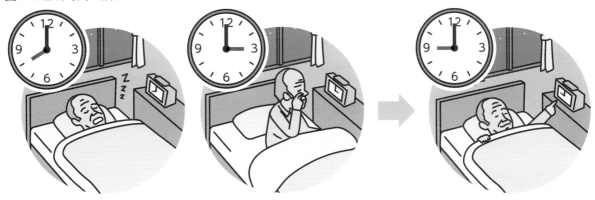

20時に寝てしまうので，夜中の3時に目が覚めてしまう　　　就寝時間を1時間遅らせてもらう

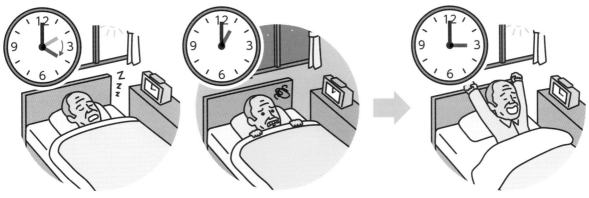

毎日，昼寝を2時間以上して，就寝時間が遅い　　　昼寝は1時間以内で起こす

図 3 ｜ 睡眠環境の改善

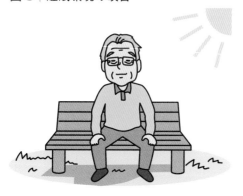

日光浴

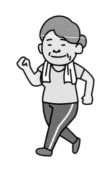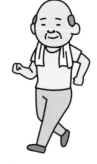

身体活動

善できるよう対応します．また，可能であれば，日中の日光浴や身体活動（散歩や体操など）を促し，睡眠環境の改善を図ります（**図 3**）．

　薬物療法としては，副作用の少ない薬剤を少量から使用します．メマンチン（メマリー®，夕食後または就寝前）や漢方薬の抑肝散（就寝前）は副作用も少なく，不眠に伴う BPSD（不穏・興奮）を抑える

効果があるため，よく使用されます．ラメルテオン（ロゼレム®）などのメラトニン受容体作動薬やスボレキサント（ベルソムラ®）などのオレキシン受容体拮抗薬は高齢認知症患者でも使いやすいとされています．エチゾラム（デパス®）などのベンゾジアゼピン系の薬剤は，鎮静や転倒などの有害事象が起こりやすいため，認知症患者への使用は推奨されません．

2　レム期睡眠行動異常症

POINT

DLB に高頻度でみられる．
副作用を考慮しながら薬物療法も検討

［ どのような症状？ ］

　夜間睡眠時に怖い夢を見て大声で叫んだり，手足をバタバタ動かして暴れることがあります．これをレム期睡眠行動異常症といいます（**図 4**）．レビー小体型認知症（DLB）に高い頻度でみられ，2017年には DLB の新たな診断基準のうち，4 つの中核的特徴に加えられました（p.69 参照）．

　この症状は，認知機能障害をきたす以前から認め

図 4 ｜ レム期睡眠行動異常症

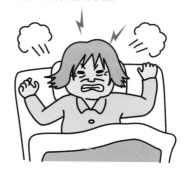

られることも多いのですが，家族や介護者は認知症の症状とは関係ないと思って訴えないことも多いです．そこで，問診の際には家族やベッドパートナーから夜間に大声を上げてうなされたり，手足をばたつかせたりするようなことがなかったか確認することが大切です．

どのように対応する？

自分自身や隣で寝ている人を傷つけてしまうこと

がないように，つまづきやすいものや壊れやすいものを寝室に置かないよう環境を調整しましょう．

その他には，薬物療法を行います．安全な薬剤として，就寝前に抑肝散を1包投与することで落ち着くことがあります．ベッドパートナーへの危害を及ぼすなどの強い症状の場合は，眠気やふらつきなどの副作用も考慮しながら，クロナゼパム（リボトリール®，ランドセン®）などの投与も検討されます．

3 夜間せん妄

!POINT

認知症に合併することが多い．
原因の除去を行い，**薬物療法**も検討

どのような症状？

せん妄は，意識障害を伴う急性の精神症状で，夜間にみられることが多く，その場合，夜間せん妄とよばれます．幻覚や妄想による興奮がみられ，認知症との鑑別（p.18参照）が必要ですが，認知症に合併することも多いです（**図5**）．

脱水や肺炎，心不全などの身体疾患の合併や，薬剤（副腎皮質ステロイドやモルヒネなど），環境の変化などが誘因となります．

どのように対応する？

誘因となる身体疾患の治療や原因薬剤の中止が必要です．誘因の除去を行ったのち，状況によっては，非定型抗精神病薬の治療を考慮します．

図5│夜間せん妄

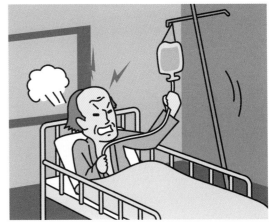

2 食事に関する症状

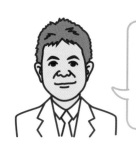

認知症になると，食事に関するさまざまな症状が現れます．食事をしたことを忘れてしまうこともありますし，食事を拒否したり，逆に食べすぎてしまうこともあります．また，嚥下障害が進行していくため，誤嚥の予防にも注意が必要となります．異食や盗食，嗜好の変化などの食行動にも異常がみられることもあります．

1 食事に関する記憶の障害

！POINT

気をそらすような声掛けや**補食**の提供を行う

［ どのような症状？ ］

認知症患者は，食事後に「まだ食べていない」，「ごはんはまだ？」と訴えることがあります．これは，認知症によって近時記憶が障害されていることや，満腹中枢の機能が低下することによって，満腹感を感じにくくなっていることが原因です（**図1**）．

図1 | 食事に関する記憶の障害

［ どのように対応する？ ］

「さっき食べたでしょう」と言っても，近時記憶が障害されているため，多くの場合は納得してもらえません．それどころか，「私にはご飯も食べさせてくれない」などと反感をもたれてしまいます．そこで，「これから用意しますね，もう少し待ってい

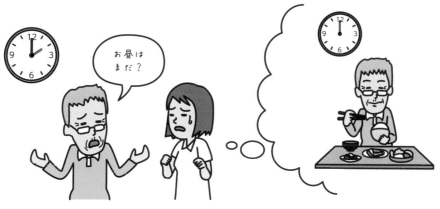

図2│記憶の障害に対する対応の例

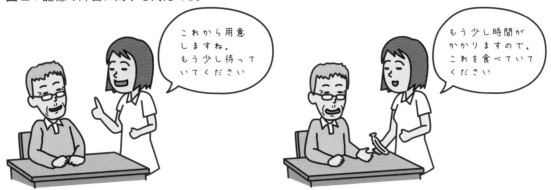

てください」と気をそらすような声掛けが有効です. また, 可能なら「もう少し時間がかかりますので,

これを食べていてください」と伝えて, バナナやお菓子などの補食を提供してもよいでしょう（図2）.

2 摂食障害・低栄養

❗POINT

原因を確認し, 配食サービスや栄養補助食品を利用する

［どのような症状？］

多くの認知症患者では拒食などの摂食障害や体重減少, 低栄養が問題になります（図3）. 食べる意

欲の低下や食事に対する集中力の低下から食事中に飽きて席を立つなどの行動もみられることがあります. また, 独居の認知症患者では軽度の認知症のときから食事の準備ができなくなることもあります.

図3│摂食障害

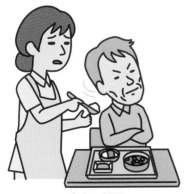

食事の拒否

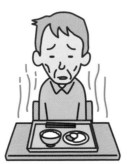

食べる意欲の低下

食事の拒否や食べる意欲の低下がみられます

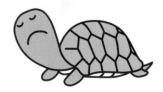

低栄養になると，フレイルやサルコペニアになり，ADLが低下し，要介護状態へ進行します．また，免疫力の低下から感染症のリスクが上昇します．

どのように対応する？

介護保険サービスや配食サービスを利用するなどのサポートで栄養維持を図ることが重要です．また，食欲不振の原因となる薬剤（消炎鎮痛薬など）の有無を確認します．その他，栄養補助食品（**図4**）を利用します．

図4 │ 栄養補助食品の例

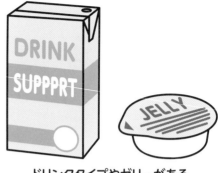

ドリンクタイプやゼリーがある

3 嚥下障害

！POINT

誤嚥を防ぐため，食事の形態を検討する

どのような症状？

認知症が進行すると飲み込む機能が衰えて飲み込みにくくなり，嚥下障害を起こします（**図5**）．唾液や食べ物が気管に入って誤嚥し，誤嚥性肺炎などのリスクも高くなります．特に，血管性認知症（VaD）やDLBでは嚥下障害が目立つことがあります．

どのように対応する？

食事の形態を検討します（**図6**）．少し細かく刻む，とろみをつけるなどの調理の工夫が有効です．また，飲み込みやすいゼリー食品もあり，冷やすとさらに飲み込みやすくなります．

図5 │ 嚥下障害

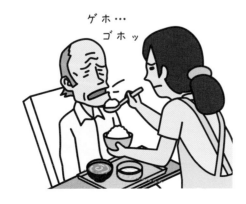

嚥下障害は誤嚥性肺炎にも繋がります！

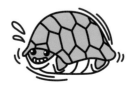

図6｜食事の形態の種類

| 常食 | 軟菜食 | きざみ食 | ミキサー食 |

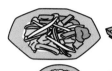 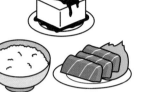 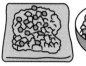 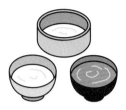

通常の食事

舌や歯ぐきで潰せる固さに調整した食事

5 mm～1 cm程度に細かく刻んだ食事

食事をミキサーにかけてペースト状にした食事

4 食行動異常

！POINT

患者の行動をしっかり観察することで，本人にあったケアの方法を検討する

どのような症状？

認知症患者では，上記に挙げたもの以外にも，さまざまな食事に関する症状が現れます（図7）.

満腹中枢がうまく働かなくなることで過食してしまったり，食べ物かどうかを認識できなくなることで，食べ物以外の物を口に入れてしまうこともあります（異食）. また，認知症になると，一般的には，甘いものや味の濃いものへ嗜好が変わる場合が多いです. 過食や甘いものなど嗜好の変化による偏食は糖尿病をはじめとする生活習慣病の悪化につながります.

その他，失認によってテーブルの上にあるものを認識できなくなったり，失行によって箸の使い方がわからなくなったりなど，自分で食事をすることが難しく，介助が必要にもなってきます.

前頭側頭型認知症（FTD）では，常同行動（p.74参照）によって同じ食品や料理（特に甘いもの）に固執したり，他の人の食事を食べてしまったりすることもあります（盗食）.

どのように対応する？

患者の行動をしっかり観察し，本人にあったケアの方法を検討しましょう.

過食に対しては，食事が終わった後にしばらく食器を片付けずに置いておき，「さっき食べましたよ」と伝える方法もあります（図8）. あらかじめ食事の間に補食を用意しておき，空腹感を感じにくくしたり，別のことで食事から気を紛らわせたりする方法もあります.

異食に対しては，口に入れたり飲み込むと危険なものもあるので，危険なものはあらかじめ手の届かないところに置いておきましょう. 異食をしてしまったときは，食べ物とそうでないものを認識できて

図7│食行動異常

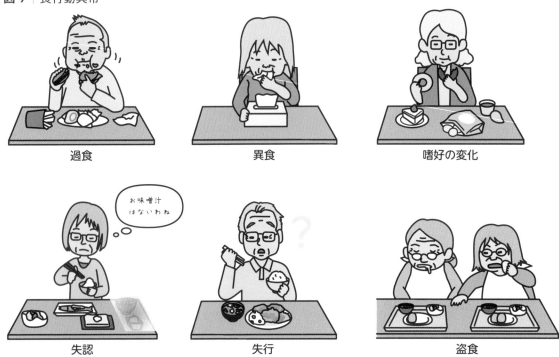

過食　　　　　　　異食　　　　　　　嗜好の変化

お味噌汁
はないわね

失認　　　　　　　失行　　　　　　　盗食

いないため，怒ったり注意をしても効果がありません．まずは，冷静に体内からの異物を除去するなどの対応を行います．

　失認や失行によって食事が困難になっている場合には，視界にお皿が入るように入れ替えたり，介護用のスプーンを使用するなど自分の力で食べられるような工夫をするとよいでしょう．

　FTDでは，常同行動による困った行動を日常生活に支障をきたさないものに置き換えていく方法があります．たとえば，毎日散歩に行って同じ店で同じドーナツを食べるため，糖尿病が悪化している場合，散歩に行く時間をデイサービスに行く時間に変えます．デイサービスでは，本人に向いている作業や活動を続けてもらいます．

図8│過食に対する対応の例

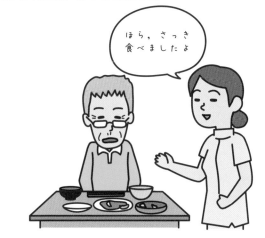

ほら，さっき
食べましたよ

認知症カフェ

認知症カフェとは？

　認知症カフェは，お茶や軽食を楽しみながら，認知症の人とその家族が自由に気楽に認知症のことを話し合う場所のことです．誰でも利用することができ，認知症の当事者，家族，地域住民，介護や医療の専門職などさまざまな人が集うことが大きな特徴で，悩みを共有し合いながら，専門職に相談することもできます．

どこで開催している？

　運営は自治体や個人のほか，NPO 法人や介護事業所などの団体も多いです．開催場所は介護施設の共有スペースや公民館，商店街の空き店舗などさまざまです．市区町村が，認知症カフェ開設のための金銭的援助や，カフェの周知広報などの支援を行っているところもあります．

活動内容は？

　開催は月に 1〜2 回のところが多く，時間は平均 2 時間くらいです．参加費用は 1 人につき数百円程度で，これに飲食費や材料費などがプラスされても個人的な負担は少ないです．

　カフェタイムでは参加者が会話を楽しんだり，介護相談をすることもできます．また，脳トレーニングや料理・手芸・ガーデニングのレクチャー，囲碁・将棋サロン，パソコン・タブレット教室などのアクティビティも含まれ，新たな福祉サービスのひとつとして全国に普及しつつあります．

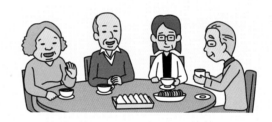

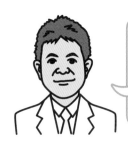

排泄・清潔ケアは介護者や医療者の負担が大きいため，失敗したり，ケアを拒否されるとつい注意をしたり，怒ったりしてしまいがちです．しかし，患者にはなぜ怒られたのかが理解できず，プライドを傷つけてしまいます．なぜ失敗や拒否が起きたのかその原因を考え，対策をとることが必要です．

1 尿失禁・便失禁

POINT

怒ったりせず，時間でトイレに誘導したり，トイレの場所をわかりやすくする．おむつの使用も検討

どのような症状？

失禁は認知症でよくみられ，トイレや室内，衣類を汚染するため，介護者にとっては大きな負担となります（**図1**）．そのため，よい対応でないことが

わかってはいても，つい排泄の失敗を注意したり，怒ったりしがちです．しかし，これがくり返されれば人間関係は損なわれ，情緒不安定やBPSDの悪化につながります．

失禁にはさまざまな原因が考えられます（**表1**）．

図1 | 失禁

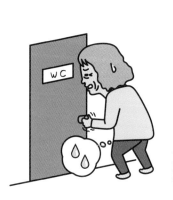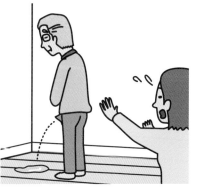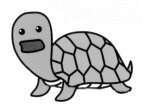

トイレに間に合わないこともありますが，トイレ以外で排泄をしてしまうこともあります

表1 | 失禁の原因

身体的要因	膀胱炎，前立腺肥大（男性），歩行障害でトイレに間に合わないなど
薬　剤	利尿薬，下剤など
失　行	服の脱ぎ方や便器の使い方がわからないなど
見当識障害	トイレの場所がわからないなど

図2 | 失禁への対応の例

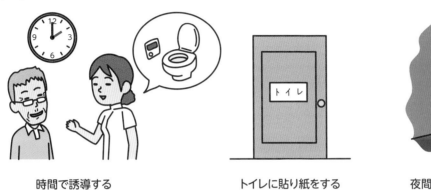
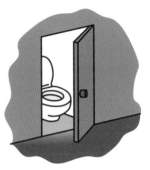

時間で誘導する　　　　　　　トイレに貼り紙をする　　　　夜間はトイレのドアを開け，
　　　　　　　　　　　　　　　　　　　　　　　　　　　　　中の電気を点けておく

初期の認知症で失禁があった場合には，膀胱炎や男性では前立腺肥大，利尿薬や下剤の過量投与の可能性があります．認知症が進行すると，失行によって服の脱ぎ方や便器の使い方がわからなくなったり，見当識障害によってトイレの場所がわからなくなることや，排尿という認識自体がなくなるなどの症状がみられます．さらに高齢者では，脳卒中や骨関節疾患の合併による歩行障害のため，トイレに間に合わないこともあります．

どのように対応する？

　進行した認知症患者は，自分が失禁したことをすぐ忘れてしまうのがふつうで，失禁したこと自体を認識できません．一方，成人としてのプライドは保たれているため，非難されたり害された感情だけが後々まで尾を引きやすいのです．そこで，失禁を注意したり怒ったりしても，教育的な効果は期待できず，逆効果となることが多いです．

　そこで，**図2**のような対応を検討します．まずはトイレに時間で誘導することを試みましょう．昼なら2時間，夜なら4時間くらいが目安です．トイレの場所がわからない場合は，トイレに大きく張り紙をしたり，夜間はトイレのドアを開けて中の電気を点けておくことなども試みる価値があります．それでも失禁してしまったときは大騒ぎせず，本人に羞恥心を抱かせないように後始末してください．

　在宅での介護の場合は，介護負担を考えると，パンツタイプのおむつなどを使用してもよいでしょう．尿路感染を避けるために頻回な交換が望ましいですが，その分費用がかさみます．しかし，おむつ代は診断書が発行されれば税金の控除の対象になり，自治体によってはある程度の負担制度があるのでMSWやケアマネジャーに相談するとよいでしょう．介護負担から介護者の心身の健康を損なわないために，介護保険によるデイサービスやショートステイを十分に利用するように家族に勧めることも大切です．

2 便秘・排尿障害

!POINT

まずは**食事・運動の習慣**を見直し，改善しないときは医師に相談

どのような症状？

認知症の高齢者では，便秘や排尿障害がよくみられます（**図3**）．排尿障害は，蓄尿障害（溜めておくことができなくなる）と排出障害（出すことができなくなる）に分類されます．蓄尿障害は尿失禁や頻尿，排出障害は残尿感や排尿後の尿漏れなどがあてはまります．

レビー小体型認知症（DLB）では，自律神経がうまく働かなくなるため，便秘は必ずと言ってよいほどに現れ，排尿障害も多くみられます．また，抗コリン作用のある薬剤〔過活動膀胱に対するムスカリン受容体拮抗薬であるブチルスコポラミン（ブスコパン®），トリヘキシフェニジル（アーテン®）〕

を使用している場合，高齢者の便秘や排尿障害を助長するので注意が必要です．

どのように対応する？

便秘には，食物繊維（野菜や果物，海藻など）の摂取，牛乳やヨーグルトの摂取，適度な運動（散歩，体操など），朝食後の排便習慣などが効果的です（**図4**）．

生活習慣などの見直しをしても便秘や排尿障害が改善しないときには，医師に相談しましょう．大腸がんや前立腺肥大症などの疾患が隠れている場合があります．医師の診察後，必要な場合は症状に合わせた薬剤が処方されます．

図3 便秘・排尿障害

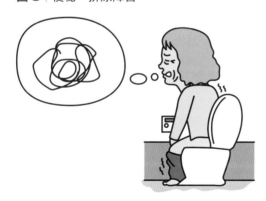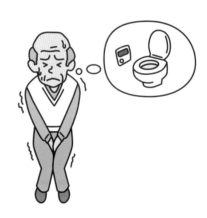

図4 便秘への対応の例

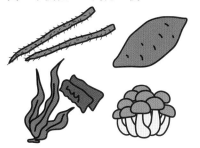
食物繊維の摂取

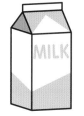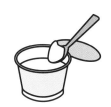
牛乳・ヨーグルトの摂取

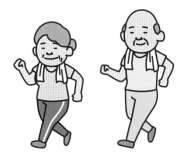
適度な運動

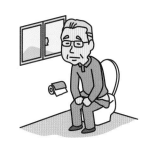
朝食後の排便習慣

3 入浴拒否

！POINT

**気分がよく，時間の余裕のあるときに入浴させる．
入浴以外の清潔ケアや介護サービスの利用も検討**

［どのような症状？］

入浴拒否は，しばしば認知症患者にみられます（**図5**）．家族・介護者にとっても，施設職員・医療職にとっても負担を増加させる困った症状のひとつです．原因としては，**表2**に挙げられることが考えられます．

［どのように対応する？］

「入浴しないと不潔，汚い，くさい」と説得したり，急がせたり，叱ったり，無理に服を脱がせようとすると，ますます頑なに拒否したり，興奮します．そこで，まずは**表3**のように対応しましょう．拒否が強い場合には，無理に入浴させずに，清拭や温水便座を利用した陰部洗浄などで清潔を保つようにするとよいでしょう．在宅介護では介護サービスの使用を勧めるのも一案です．

図5 | 入浴拒否

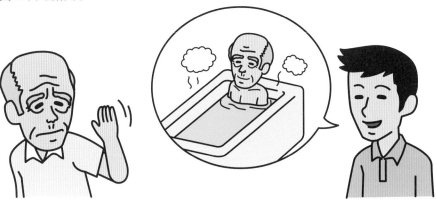

表2 | 入浴拒否の原因

認知機能低下	・入浴の気持ちよさを忘れる ・入浴の手順がわからなくなる ・入浴が面倒になる ・入浴中に衣服や所持品が盗まれるのではと心配になる
羞恥心	・介助する人の前で裸になることに対する羞恥心がある（特に女性）
不適切な対応	・強引な脱衣介助や身体への接触などによって不快感を覚えたことがある

表3 | 入浴拒否への対応の例

・余裕をもって介助できる時間に入浴させる
・本人の気分のよいときに入浴を勧める
・「お風呂に入ると気持ちよくなりますよ，温まりますよ」と誘う
・手浴・足浴をして，温めたタオルで清拭をする
・温水便座を利用して陰部洗浄をして下着を替える
・家族が一緒に入浴して，さりげなく手助けする
・訪問入浴介助やデイサービスでの入浴を利用する

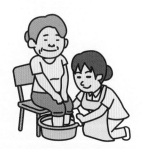
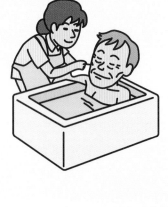

成年後見制度

どんな制度？

認知症などにより判断能力が十分ではない人に対して，本人の権利を守る援助者（成年後見人など）を選任し，本人の不動産や預貯金などの財産管理，介護サービスや施設入所などの身の回りの世話（身上監護）に関する契約などの法律行為を支援する制度です．なお，食事の世話や実際の介護，医療行為の同意などは職務に含まれません．

法定後見制度と任意後見制度の2つの制度からなります．法定後見制度には補助（判断能力が不十分），保佐（判断能力が著しく不十分），後見（判断能力を欠く）の3類型があり，**表**のようにそれぞれの同意権や取消権が付与されます．

表｜法定後見制度の3類型

	補助	保佐	後見
精神上の障害による判断能力の程度	不十分	著しく不十分	欠く常況
同意権・取消権	申立ての範囲内の特定の法律行為	民法13条1項規定の重要な財産行為	日常生活に関する行為を除いた法律行為
本人の同意	必要	不要	
代理権	申立ての範囲内の特定の法律行為		財産に関するすべての法律行為
本人の同意	必要		不要

注：「民法13条1項規定の重要な財産行為」とは，①元本を領収すること，これを利用すること，②借金・保証をすること，③不動産その他重要な財産に関する権利の得喪を目的とする行為をすること，④原告として訴訟行為をすること，⑤贈与・和解・仲裁合意をすること，⑥相続を承認・放棄すること，遺産分割をすること，⑦贈与・遺贈を断ること，負担付贈与・負担付遺贈を受けること，⑧新築，改築，増築，大修繕をすること，⑨土地について5年以上の賃貸借をすること，建物について3年以上の賃貸借をすること，の9項目の財産行為を指す．

（五十嵐禎人：成年後見制度. 日本医師会雑誌，147特別号（2），S371，2018より許諾を得て転載）

4 感情に関する症状

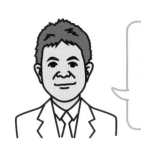

認知症が進み，前頭葉が障害されると感情の抑制がきかなくなるため，さまざまな感情に関する症状が現れます．興奮することもあれば，抑うつ状態になることもあり，出現のしかたは原因疾患などによっても異なります．また，暴言や暴力を伴う場合，介護者にとっても強い苦痛をもたらす症状でもあります．

1 興奮，暴言・暴力

！ POINT

厳しい対応や無理な働きかけは逆効果．
不安感を減らし，安心させるようにサポートする

どのような症状？

認知症になると，以前の性格と違って怒りっぽくなることがあります．これは，認知症によって感情を抑制するのが苦手になったり，自分の思いをうまく表現することができない（コミュニケーションがうまくとれない）イライラ感などが原因です（**図1**）．

熱心な家族ほど元通りになってほしいという思いから，認知症の進行によってできなくなったことや失敗したことに対して何回も注意したり，わからな

図1 | 興奮，暴言・暴力

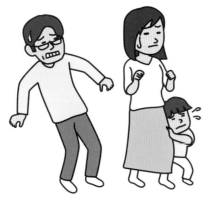
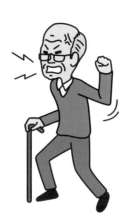

図2 | 対応時の注意点

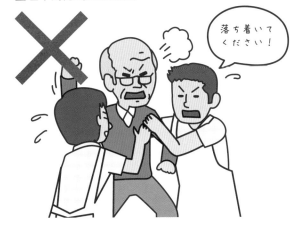

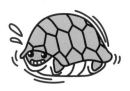

説得を試みたり,
平静さを失って
対応すると,興奮は
より増強されます!

図3 | 対応のポイント

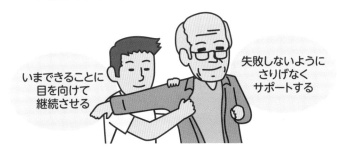

いまできることに
目を向けて
継続させる

失敗しないように
さりげなく
サポートする

くなった日時をくり返し尋ねたりすることがあり
ますが,それによって患者本人はイライラして興奮
してしまうことがあります.

どのように対応する？

　患者が興奮しているときは,「だめ」と否定した
り,説得を試みたり,平静さを失って対応すると興
奮はより増強されます（図2）.認知症患者に対し
てはできないことをさせるのではなく,失敗しない
ようにさりげなくサポートする,いまできることに
目を向けて継続させることが大切です（図3）.「そ
れもいいですね.でも,こうすればもっとよいかも
しれません」などと,一度患者の言動を受け止めて
から,誘導するようにするとよいでしょう.

　家族へは,「厳しい対応や無理な働きかけではな
く,本人の不安感を減らして安心させるようにサポ
ートしていきましょう」といったような対応のコツ
を指導すること（介護者指導）もBPSDの予防・
軽減につながります.

　それでも強い興奮や暴言・暴力がみられる場合
は,専門医の診察を受けて気分を安定させる薬〔抑
肝散,メマンチン（メマリー®）,クエチアピン（セ
ロクエル®）,リスペリドン（リスパダール®）など〕
の処方が必要な場合があります.在宅介護の場合に
は,家族だけで対応するのではなく,日常生活を見
直して,介護保険サービス（デイサービスなど）を
利用することも,症状の軽減に効果的なことがあり
ます.

2 意欲低下（アパシー）

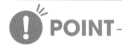 **POINT**

規則正しいリズムで日常生活が送れるようサポートする

どのような症状？

意欲が低下する，物事に無関心になるという症状です（**図4**）．アルツハイマー型認知症（AD）では，初期から頻度が高い症状です．何をするのも億劫になって，以前は好きだった趣味をしなくなったり，外出しなくなったりします．女性では家事をしなくなることもみられます．一見，抑うつ状態にもみえますが，患者本人が苦痛に感じていないところがアパシーの特徴でもあります（抑うつとの違いはp.14参照）．血管性認知症（VaD）でも，脳卒中によって脳の白質という神経伝達路が障害されて前頭葉の働きが悪くなるため，この症状が目立ちます．

図5 | やる気スコア

	全くない	少し	かなり	大いに
1）新しいことを学びたいと思いますか？	3	2	1	0
2）何か興味を持っていることがありますか？	3	2	1	0
3）健康状態に関心がありますか？	3	2	1	0
4）物事に打ち込めますか？	3	2	1	0
5）いつも何かしたいと思っていますか？	3	2	1	0
6）将来のことについての計画や目標を持っていますか？	3	2	1	0
7）何かをやろうとする意欲はありますか？	3	2	1	0
8）毎日張り切って過ごしていますか？	3	2	1	0

	全く違う	少し	かなり	まさに
9）毎日何をしたらいいか誰かに言ってもらわなければなりませんか？	0	1	2	3
10）何事にも無関心ですか？	0	1	2	3
11）関心を惹かれるものなど何もないですか？	0	1	2	3
12）誰かに言われないと何にもしませんか？	0	1	2	3
13）楽しくもなく，悲しくもなくその中間位の気持ちですか？	0	1	2	3
14）自分自身にやる気がないと思いますか？	0	1	2	3

合計 ＿＿＿＿＿＿＿

（岡田和悟，他：やる気スコアを用いた脳卒中後の意欲低下の評価．脳卒中，20（3）：318-323，1998 より許諾を得て転載）

図4 | 意欲低下（アパシー）

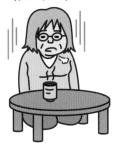

どのように対応する？

　アパシーの評価にはやる気スコアを使用します（**図5**）. やる気スコアが16点以上の場合, アパシーありと判断されます. アパシーありと判断されたら, 起床・就寝時間や食事, 体操や散歩など規則正しいリズムで日常生活が送れるようサポートします（**図6**）. 家族のサポートだけではうまくいかないときには, 介護サービス（デイサービスなど）を利用して, 活動性を維持するようにします.

図6 | 規則正しい生活

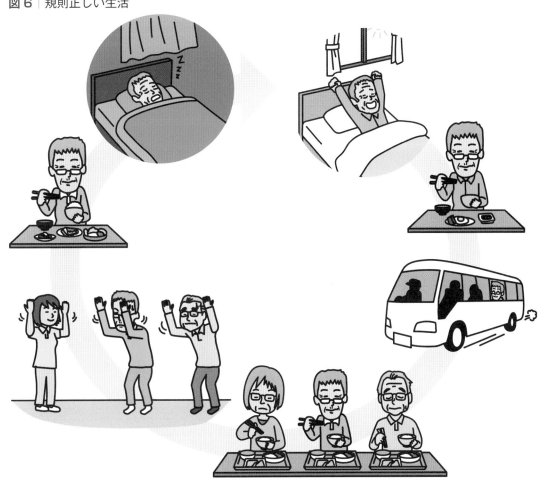

3 抑うつ

POINT

外出の機会を作り，必要に応じて睡眠薬や ChE 阻害薬を投与

[どのような症状？]

気分が落ち込む症状です（**図7**）．AD でも認知症の初期では，自身のもの忘れやこれまでできていたことができなくなることによる気分の落ち込みや抑うつ傾向がみられます．しかし，病期が進行していくと次第に気になることが少なくなります．一方，DLB では多くの場合で抑うつ症状が初期から認められ，DLB がうつ病と誤診されることも少なくありません．

[どのように対応する？]

家の中に閉じこもらないようにデイサービスなどを利用して，外出の機会を作りましょう．睡眠障害がみられる場合には，副作用の少ない睡眠薬〔ラメルテオン（ロゼレム®），スボレキサント（ベルソムラ®）〕の投与が必要な場合もあります．その他の薬物療法としては，認知症に伴う抑うつには，抗うつ薬よりコリンエステラーゼ（ChE）阻害薬〔ドネペジル（アリセプト®），ガランタミン（レミニール®），リバスチグミン（イクセロン®，リバスタッチ®）〕の方が効果的な場合が多いです．

なお，まれではありますが自殺企図に至るほど重症な場合もあるため，精神科への相談も視野に入れておきましょう．

図7｜抑うつ

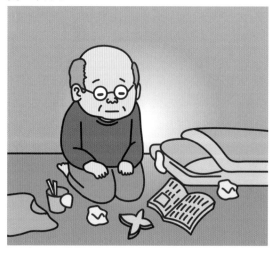

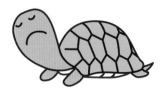

DLBでは多くの場合でみられる症状です

4 不安症状

POINT
本人が安心できるようサポートする

どのような症状？

認知症の初期にみられることが多いです。記憶障害のため，同じことを何回もくり返し確認したりする行動をとります（**図8**）。記憶が障害され，できないことが徐々に増えていく混乱や焦りが強く出る場合もあります。

どのように対応する？

まずは，本人を安心させるようにサポートしましょう。本人のペースに合わせて，安心させる声かけ（「私がいるから大丈夫ですよ」など）や態度で接することが基本です（**図9**）。1人では不安な場合は，介護保険サービス（デイサービスなど）の利用を勧めます。

薬物療法としては，抗不安薬は認知症の症状を悪化させたり，ふらつきや転倒の原因になりますが，抑うつと同様にChE阻害薬の使用は効果的なことが多いです。

図8 不安症状

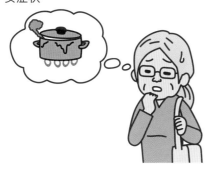

図9 不安症状への対応の例

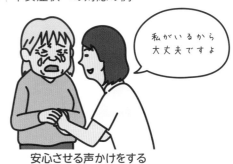

私がいるから大丈夫ですよ

安心させる声かけをする

5 感情失禁

POINT

認知症の症状であることを理解し，受容的な態度で接する

どのような症状？

感情失禁とは，感情の起伏が激しくなり，些細なきっかけで泣いたり笑ったりすることです（**図10**）．前頭葉の抑制がきかなくなるために起こり，特に VaD でよくみられる症状です．

どのように対応する？

そぐわない場面で急に泣いたり笑ったりすると，家族は困って患者を叱ったりすることがありますが，それによってさらに患者が落ち着かなくなることがあります．しかし，認知症の症状のひとつであることを理解し，本人に受容的な態度で接することで，徐々に患者本人も落ち着いてきます．

図 10 | 感情失禁

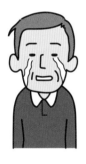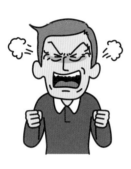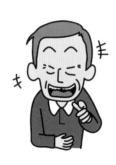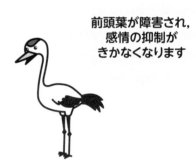

前頭葉が障害され，感情の抑制がきかなくなります

認知症施策推進大綱

■ 認知症施策推進大綱とは？

2019 年 6 月，厚生労働省から認知症施策推進大綱が発表されました．これは，「認知症の発症を遅らせ，認知症になっても希望をもって日常生活を過ごせる社会を目指し，認知症の人や家族の視点を重視しながら「共生」と「予防」を車の両輪として施策を推進」することが基本的な考え方となっています．なお，ここでの「予防」とは，「認知症にならないようにする」という意味ではなく，「認知症になるのを遅らせる」または「認知症になっても進行を緩やかにする」という意味です．生活習慣の改善などによって 70 歳代での発症を 10 年間で 1 歳遅らせることを目指しています．

この大綱に基づいて，近く認知症基本法案が発表される予定です．なお，その基本的施策には，**表**に示す内容が含まれています．

表｜基本施策の概要

1. 認知症に関する教育の推進等
2. 認知症の人の生活におけるバリアフリー化の推進等
3. 認知症の人の社会参加の機会の確保
4. 認知症の予防等
5. 保健医療サービス・福祉サービスの提供体制の整備等
6. 相談体制の整備等
7. 研究開発の促進等

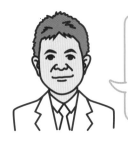

5 動作に関する症状

認知症になると，身体的な面では，歩行に支障が出て，転倒のリスクが高まります．また，フレイルやサルコペニアとも密接に関わり ADL の低下にも繋がります．また，同じことをくり返したり，徘徊したりなど，行動面での問題も起こり，これらは介護者にとっても大きな負担となります．

1 パーキンソニズム

! POINT

パーキンソン病治療薬の効果が期待できる．
転倒を防ぐため，環境調整を行う

〔 どのような症状？ 〕

　パーキンソニズムはドパミン減少によって出現します．レビー小体型認知症（DLB）の中核的特徴のひとつで，約 70% の症例で認められます．パーキンソニズムの症状には，ふるえ（静止時振戦），姿勢反射障害，動作緩慢，筋強剛（筋肉のこわばり）

があり（**図 1**），これらの症状によって歩行障害が出現します．なお，DLB の場合はこれらの症状のうち，静止時振戦は目立たないことが多いです．

〔 どのように対応する？ 〕

　DLB やパーキンソン病を伴う認知症では，転倒後の骨折などによる入院・死亡の頻度が高いため

図 1 | パーキンソニズムの症状

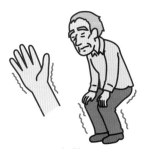
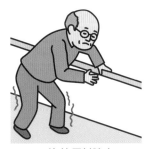
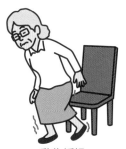
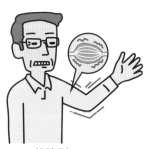

振戦　　　　　　姿勢反射障害　　　　　動作緩慢　　　　　筋強剛

（p.70 参照），早期からの対応が必要です．薬物療法としては，パーキンソン病治療薬の効果が期待できます．ただし，レボドパは，時に精神症状やせん妄を悪化させるため，少量から漸増して投与します．環境面の整備については，下記の歩行障害・易転倒性の項目を参照してください．

<h1>2 歩行障害・易転倒性</h1>

❗POINT

転倒を防ぐために環境整備を行い，リハビリやデイサービスで運動機能を維持する

どのような症状？

認知症が進行すると前かがみで小刻みに歩くようになり（歩行障害），歩行障害によって転倒のリスクが上昇します（**図2**）．血管性認知症（VaD）は脳梗塞や脳出血が原因なので，その他のタイプの認知症ではみられにくい脳卒中の神経症状（運動麻痺，ろれつが回らない，歩行障害，感覚障害など）によって，歩行障害がみられることがあります．また，DLBや認知症を伴うパーキンソン病でも多くみられます．なお，正常圧水頭症でも，認知症と歩行障害がみられますが，正常圧水頭症の場合には，これらの症状に加えて尿失禁がみられるのが大きな特徴です．

どのように対応する？

転倒を防ぐため，環境整備を行います．椅子からの立ち上がりやトイレ，階段，玄関などでは手すりを使ってもらい，段差をなくし，つまづきやすい物を片づけます（**図3**）．また，早期からリハビリテーションやデイサービスを利用して運動機能を維持することが必要です．

図2 歩行障害・易転倒性

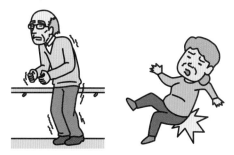

図3 歩行障害への対応の例

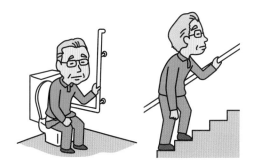

手すりを使う

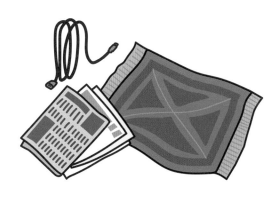

つまづきやすいものを片付ける

3 フレイル

⚠ POINT

**適切な介入によって生活機能の維持向上や介護予防が
可能となるため，早期発見が重要**

どのような症状？

フレイルとは，加齢とともに心身の活力が低下し，生活機能障害，要介護状態，そして死亡などの危険性が高くなった状態です．2014年に日本老年医学会から，「高齢期に生理的予備能が低下することで，ストレスに対する脆弱性が亢進し，生活機能障害，要介護状態，死亡などの転帰に陥りやすい状態」に対してフレイルという用語が提唱されました．フレイルは，自立と要介護状態の境界に位置し（**図4**），広義のフレイルには，身体的側面（筋力・ALD低下など），精神・心理的側面（認知機能低下，うつなど），社会的側面（独居，経済的困難など）が含まれ，多面的です．そのうち，身体的フレイルの診断には，J-CHS（日本版Cardiovascular Health Study）基準が用いられます（**表1**）．

フレイルの有症率は，男性よりも女性に多く，地域在住高齢者の調査では10数％程度とされていますが，80歳以上の高齢者では35％が該当します．フレイルに相当する高齢者は，ADLの低下や転倒，認知症を発症しやすく，また入院・入所や死亡率のリスクが高くなります．反対に高齢の認知症患者がフレイルとなりやすいともいわれています．特にADよりも血管性認知症（VaD）からのほうがフレイルへの移行が多いという報告もあります．

どのように対応する？

フレイルは可逆的な状態であり，適切な介入によって生活機能の維持・向上や介護予防が可能となるため，その早期発見が重要です．予防や改善には適度な運動やバランスのよい食事（必須アミノ酸を含む高タンパク食など）が有効です．いずれも介護保険サービス（デイサービスや介護ヘルパーなど）を導入するとよいでしょう．

図4 | フレイルの概念

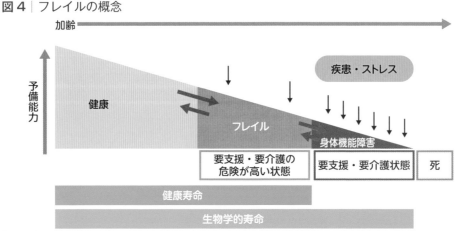

（葛谷雅文：老年医学におけるSarcopenia & Frailtyの重要性．日本老年医学会雑誌，46（4）：279-285，2009より改変）

表1 | 身体的フレイルの診断（J-CHS基準）

①体重減少	6ヵ月間で2〜3kg以上の体重減少
②疲労感	（ここ2週間）わけもなく疲れたような感じがする
③身体活動量の減少	軽い運動・体操や定期的な運動・体操をしていない
④筋力（握力）の低下	利き手の測定で男性26kg未満，女性18kg未満
⑤歩行速度の低下	1m／秒未満

（文献2）より作成）

3項目以上当てはまれば
フレイル，
1〜2項目でプレフレイル，
1項目も当てはまらなければ
フレイルなし（剛健）
と定義します．

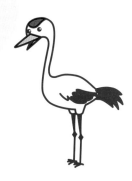

4 サルコペニア

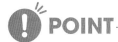 **POINT**

予防・改善には，適度な運動やバランスのよい食事が有効

どのような症状？

サルコペニアとは，高齢期にみられる骨格筋量の低下と筋力もしくは身体機能（歩行速度など）の低下によって定義されます．加齢に伴う筋肉量低下，筋力低下，身体機能の低下の3つの要因を含み，身体的フレイルの中核をなすと考えられています．

図5にアジアワーキンググループから発表された診断基準を示します．サルコペニアの有病率は65歳以上の高齢者のうち約10〜20％程度とされており，サルコペニアに陥ると，転倒や身体活動度の低下，QOLやADLの低下へと進展しやすくなります．

また，認知症患者は健常高齢者に比べて，サルコペニアの頻度が高く，重症度が増すにつれてサルコペニアの有症率も増大していきます．高齢AD患者では，病初期（MCIを含む）から歩行速度の低下や下肢の筋力低下が出現しており，認知症ととも

に身体的なケアも必要となってきます．さらに，高齢AD患者では，脳血管障害を合併する頻度が高いですが，脳血管障害を伴うとサルコペニアやフレイルの頻度がより高くなります．

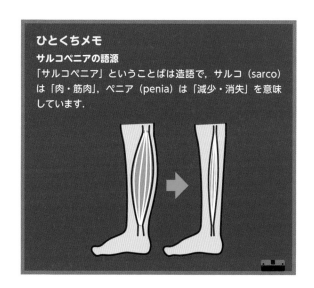

ひとくちメモ
サルコペニアの語源
「サルコペニア」ということばは造語で，サルコ（sarco）は「肉・筋肉」，ペニア（penia）は「減少・消失」を意味しています．

図5｜サルコペニアの診断基準（AWGS2014）

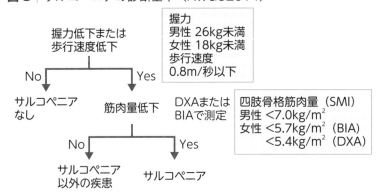

握力低下または
歩行速度低下

No → サルコペニアなし

Yes

筋肉量低下

No → サルコペニア以外の疾患

Yes → サルコペニア

DXAまたはBIAで測定

握力
男性 26kg未満
女性 18kg未満
歩行速度
0.8m/秒以下

四肢骨格筋肉量（SMI）
男性 <7.0kg/m^2
女性 <5.7kg/m^2（BIA）
　　　<5.4kg/m^2（DXA）

(Chen LK, et al: Sarcopenia in Asia: consensus report of the Asian Working Group for Sarcopenia. J Am Med Dir Assoc, 15（2）: 95-101, 2014, 荒井秀典：サルコペニアとフレイル. 葛谷雅文他編, フレイル―超高齢社会における最重要課題と予防戦略. p.21, 医歯薬出版, 2014 より改変)

［ どのように対応する？ ］

　フレイルと同様に予防や改善には適度な運動やバランスのよい食事（必須アミノ酸を含む高タンパク食など）が有効です（**図6**）.

図6｜フレイル・サルコペニアの予防・改善

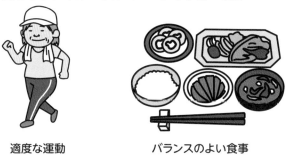

適度な運動　　　　　　バランスのよい食事

5 同じ行動を何度もくり返す

❗ POINT

否定せず，なるべく落ち着いて対応する

［ どのような症状？ ］

　認知症患者は同じ行動を何度もくり返すことがあります（**図7**）. たとえば，同じことを何度も話したり／尋ねてきたりや，同じものをいくつも買ってきたりなどといった行動が挙げられます. これは近時記憶が障害されることで起こります. そのため，本人はその行動をしたこと自体を忘れてしまい，何度も同じ行動をくり返します. また，前頭側頭型認知症（FTD）の常同行動でも同じ行動をくり返すことがあります.

［ どのように対応する？ ］

　同じ会話が何度もくり返されるため，介護者はイ

図7│同じ行動を何度もくり返す

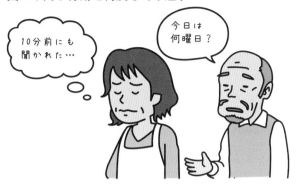

同じことを何度も尋ねる

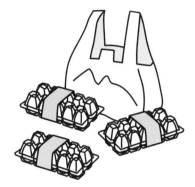

同じものばかり買ってくる

図8│対応のポイント

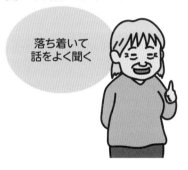

ライラしてしまうかもしれません．しかし，「それは何度も言いましたよ／聞きましたよ」などと否定すると患者の自尊心を傷つけてしまいます．話をよく聞き，なるべく落ち着いて話を合わせられるようにしましょう（**図8**）．

　同じものを何度も買ってくる場合，可能であればお店の人に事情を話して協力をしてもらい，「明日のほうが安いですよ」などと気をそらすような声かけをしてもらえるとよいでしょう．FTDの常同行動に対しては，決まった日課への誘導を行うルーティン化療法が有効なこともあります．

6 徘 徊

！ POINT

一人で外出できないように環境を整えたり，GPSを活用する．もし，行方不明になったら警察へ通報

［ どのような症状？ ］

　徘徊は，ADが進行すると，しばしばみられる行動です（**図9**）．見当識障害によって買い物や散歩の途中で道がわからなくなり，歩き回って帰れなくなったり，目的なく外出して歩き回って迷子になったりします．徘徊の結果，近隣の人から通報されたり，警察に保護されて帰宅することになるなど，介護者にとって非常に負担が大きく，在宅での介護を非常に困難にする症状のひとつともいえるでしょう．

図9 徘徊

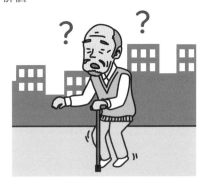

［ どのように対応する？（図10）］

　環境面では，ドアに追加の鍵をかけることで一人で外出ができなくなるようにしてしまうことも1つの方法です．また，徘徊してしまったときのために，GPS機能のついた携帯電話を持たせたり，GPS機能のついた靴を玄関に1足だけ置いておくなどの対策も有効です．近隣の人たちにあらかじめ事情を話し，もし一人で歩いていたら連絡してもらえるようにお願いしておくこともよいでしょう．

　それでももし，行方不明になってしまったら，警察へ捜査依頼を出してもらいましょう．時間が経てば経つほど遠くへ行ってしまう可能性が高くなるため，行方不明になったら躊躇せず，なるべく早く警察に連絡するように伝えましょう．

　また，介護者の負担を減らすという意味でも，介護保険サービス（デイサービス，ショートステイなど）の利用は有効です．

> **ひとくちメモ**
> **常同行動は徘徊とどう違う？**
> 　FTDで頻繁にみられる常同行動（決まった行動を決まった時間に毎日行うこと）は，徘徊と似た行動にも見えますが，迷子になることはまれです．行動を止めようとするとかえって興奮したり，攻撃的な行動をとるため，可能な限り本人の望む行動をさせることが多いです．しかし，FTDでは，その間に病識なく盗みなどをすることがあるので，家族は悩まされます．

図10 徘徊への対応の例

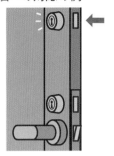

鍵を増やす

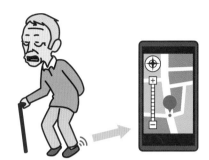

GPS付きの靴を用意する

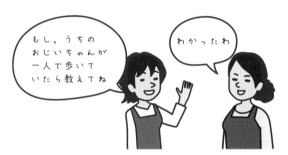

近所の人に話しておく

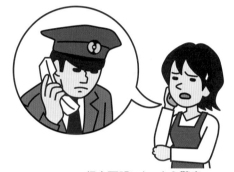

行方不明になったら警察へ

6 精神に関する症状

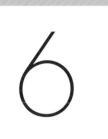

認知症が進行すると，幻覚や妄想など，さまざまな精神症状が現れます．DLB の中核的特徴であることも多いですが，AD でも記憶障害が原因となって起こる症状も多いです．なかには物盗られ妄想や人物誤認など，家族や介護者にとって辛い症状もありますが，基本的には幻覚や妄想を否定せず，穏やかに対応することがポイントです．

1 幻覚（幻視）

!POINT

幻覚を否定せず，本人の不安な気持ちに寄り添い，安心感を与える

どのような症状？

実際には存在しない「まぼろし」が患者本人には見えています（**図1**）．実際にはいない人や小動物（犬，猫），虫が見えると訴えたり，布団に知らない人が寝ているので寝られない，風呂に知らない人が

図1｜幻視・錯視

幻視

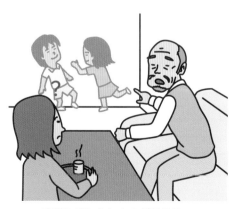

実際にはいないものが見える

錯視

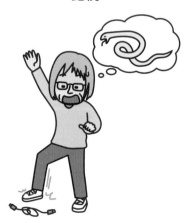

何かを別のものに見間違える

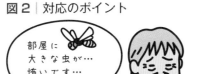

図2 | 対応のポイント

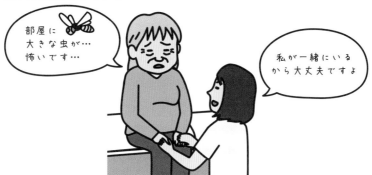

入っているので入れないなど本人が困る場合もあります．特に暗いところで起こりやすいとされています．

レビー小体型認知症（DLB）では，最も特徴的な症状であり，2017 年の新たな診断基準における 4 つの中核的特徴の 1 つでもあります．DLB では，「錯視」（見間違い）も多くみられます（図1）．電気機器のコンセントケーブルを蛇と見間違えたり，ハンガーに掛けてある洋服が人影に見えたり，カーテンのシワや天井の模様が人の顔に見えるなどと訴えることもあります．

どのように対応する？

本人の幻覚を頭から否定しないで，「私が一緒にいるから大丈夫ですよ」と本人の不安な気持ちに寄り添い，安心感を与えることが大切です（図2）．本人も幻覚をくり返すうちに，実際には存在しない「まぼろし」であると理解していく場合もあります．環境面では，見間違えやすそうな物をなるべく片づけてしまいましょう．

薬物療法としては，DLB にも保険適用があるドネペジル（アリセプト®）を使用すると，DLB による幻視の改善効果が期待できます．漢方薬の抑肝散も有効な場合があります．

2 物盗られ妄想

! POINT

妄想を否定せずに共感し，うまく誘導して本人に見つけてもらう

どのような症状？

物盗られ妄想は，アルツハイマー型認知症（AD）に出現する代表的な妄想で，頻度も高く，認知症の初期からみられます．認知症の記憶障害（もの忘れ）とそれに伴う不安感が背景にあって起こります．患者が大切にしている財布や通帳，印鑑，女性では貴金属などを盗まれたと訴えることが多いです（図3）．また，娘や嫁など，身近で介護している人が犯人扱いされることが多く，介護者が感情的に対応してしまうことも多いです．

図3 | 物盗られ妄想

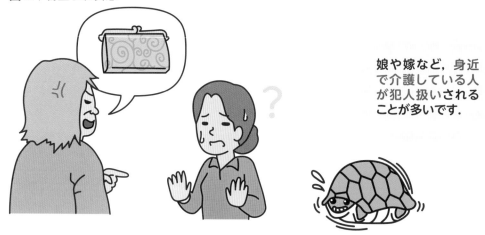

娘や嫁など，身近で介護している人が犯人扱いされることが多いです．

図4 | 物盗られ妄想への対応の例

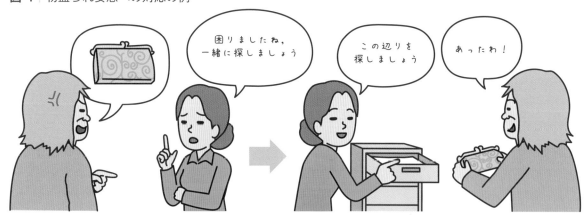

どのように対応する？

患者は「財布をなくしてはいけない」と思って，どこかにしまいます．そのしまい込んだ場所を忘れてしまうので探せずに困り，「財布を誰かが盗ったに違いない」と考えます．患者本人はそのように思い込んでいるので，説得や修正をすることは容易ではありません．そのため，「私は盗っていません」と怒って否定しても納得しません．そこで，まずは「それは困りましたね，一緒に探しましょう」と共感し，味方になります．もし見つかったら，「この辺りを探しましょう」とうまく誘導して本人に見つけてもらいましょう（**図4**）．ものをしまう場所を決めておく，ラベルを貼ってわかりやすくすることも有効な場合があります．

妄想が頻繁で困る場合，興奮や攻撃的行動がある場合は，抑肝散や少量の非定型抗精神病薬を使用する場合もあります．

3 誤認妄想（人物誤認）

! POINT

強く否定すると興奮するため，周囲にもできるかぎり穏やかに接してもらう

どのような症状？

配偶者や子どものことを「似ているが違う人だ」などと誤って認識します（**図5**）．たとえば，息子に関する新しい記憶がなくなってしまい，息子が若いときの印象が強いため，息子を自身の弟と間違えたりします．また，特に DLB では視覚的な認識の間違いが多いので，誤認妄想は AD より多くみられます．

どのように対応する？

強く否定したり，言い争いをすると興奮します．特に家族にとってはショックなことではありますが，穏やかに接してもらいましょう．他人や泥棒が家に入っていると誤認して興奮している場合は，言い争うよりはその場から離れたり，一旦姿を消す方がよいこともあります（**図6**）．ただし，「家から出てい

け！」と暴力を振るうなど攻撃的言動につながる場合には，入院対応が必要な場合もあります．

薬物療法としては，非定型抗精神病薬として，高齢者でも使いやすいクエチアピン（セロクエル®，ただし糖尿病では禁忌），糖尿病がある場合にはリスペリドン（リスパダール®）などを少量から使用する場合があります．

図5 誤認妄想（人物誤認）

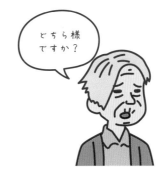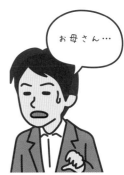

図6 誤認妄想への対応の例

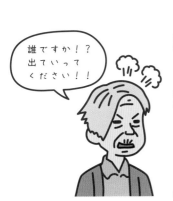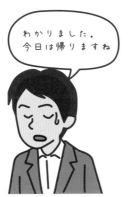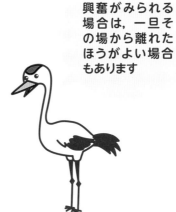

興奮がみられる場合は，一旦その場から離れたほうがよい場合もあります

参考文献

第1章　認知症の基礎知識

1. 認知症とは
1) 朝田隆, 他：都市部における認知症有病率と認知症の生活機能障害への対応 平成23年度～平成24年度総合研究報告書. 厚生労働科学研究費補助金認知症対策総合研究事業, 2013.

2. 認知症の症状
1) 富本秀和, 他編：認知症イメージングテキスト. 医学書院, 2018.

3. 認知症の診断と鑑別
1) Reisberg B et al: Functional staging of dementia of the Alzheimer type. Ann NY Acad Sci, 435: 481-483, 1984.
2) McKhann GM, et al: The diagnosis of dementia due to Alzheimer's disease : recommendations from the National Institute on Aging-Alzheimer's Association workgroups on diagnostic guidelines for Alzheimer's disease. Alzheimers Dement, 7(3) : 263-269, 2011.
3) 日本神経学会 監, 「認知症疾患診療ガイドライン」作成委員会 編：認知症疾患診療ガイドライン2017. 医学書院, 2017.
4) 日本精神神経学会（日本語版用語監修）, 髙橋三郎・大野裕（監訳）：DSM-5 精神疾患の診断・統計マニュアル. 医学書院, 2014.
5) 羽生春夫編著：ひと目でわかる認知症画像診断ハンドブック. 医学と看護社, 2017.

4. 認知症の治療
1) 平成27年度厚生労働科学研究費補助金厚生労働科学特別研究事業：かかりつけ医のためのBPSDに対応する向精神薬使用ガイドライン 第2版.
https://www.mhlw.go.jp/file/06-Seisakujouhou-12300000-Roukenkyoku/0000140619.pdf
2) 厚生労働省：薬品の適応外使用に係る保険診療上の取扱いについて. 保医発0928第1号, 2011.

5. 認知症の危険因子とその予防
1) Kloppenborg RP et al: Diabetes and other vascular risk factors for dementia: Which factor matters most? A systematic review. Eur J Pharmacol, 585(1): 97-108, 2008.
2) Deschaintre, Y. et al: Treatment of vascular risk factors is associated with slower decline in Alzheimer disease. Neurology, 73(9): 674-680, 2009.
3) Fitzpatrick AL, et al: Midlife and Late-Life Obesity and the Risk of Dementia: Cardiovascular Health Study. Arch Neurol, 66(3): 336-342, 2009.
4) Ninomiya T: Diabetes mellitus and dementia. Curr Diab Rep, 14(5): 487, 2014.
5) 羽生春夫：糖尿病性認知症―病態・診断から治療・ケアまで. 医学と看護社, 2019.
6) 日本老年医学会・日本糖尿病学会 編・著：高齢者糖尿病診療ガイドライン2017. 南江堂, 2017.
7) 日本老年医学会：認知・生活機能質問票（DASC-8）.
https://www.jpn-geriat-soc.or.jp/tool/pdf/dasc8_01.pdf
8) Fratiglioni L, et al: An active and socially integrated lifestyle in late life might protect against dementia. Lancet Neurol, 3(6): 343-353, 2004.
9) Barnes DE, et al: The projected effect of risk factor reduction on Alzheimer's disease prevalence. Lancet Neurol, 10(9): 819-828, 2011.
10) National institute on Aging: Preventing Alzheimer's Disease: What Do We Know?. 2018.
https://www.nia.nih.gov/health/preventing-alzheimers-disease-what-do-we-know

第2章　認知症の種類

1. アルツハイマー病
1) Sperling RA, et al: Toward defining the preclinical stages of Alzheimer's disease: recommendations from the National Institute on Aging-Alzheimer's Association workgroups on diagnostic guidelines for Alzheimer's disease. Alzheimers Dement, 7(3): 280-292, 2011.
2) 日本神経学会 監, 「認知症疾患診療ガイドライン」作成委員会 編：認知症疾患診療ガイドライン2017. 医学書院, 2017.
3) 日本精神神経学会（日本語版用語監修）, 髙橋三郎・大野裕（監訳）：DSM-5 精神疾患の診断・統計マニュアル. 医学書院, 2014.
4) 下濱俊：アルツハイマー病の治療―現状と解決すべき諸問題. 日本薬理学雑誌, 131（5）：351-356, 2008.

2. 血管性認知症
1) 羽生春夫編著：ひと目でわかる認知症画像診断ハンドブック. 医学と看護社, 2017.

3. レビー小体型認知症
1) 日本神経学会 監, 「認知症疾患診療ガイドライン」作成委員会 編：認知症疾患診療ガイドライン2017. 医学書院, 2017.
2) Hanyu H, et al: Differences in clinical course between dementia with Lewy bodies and Alzheimer's disease. Eur J Neurol, 16(2): 212-217, 2009.

4. 前頭側頭型認知症
1) 羽生春夫編著：ひと目でわかる認知症画像診断ハンドブック. 医学と看護社, 2017.

第3章　BPSDとその対処法

1. 睡眠に関する症状
1) 日本神経学会 監, 「認知症疾患診療ガイドライン」作成委員会 編：認知症疾患診療ガイドライン2017. 医学書院, 2017.

2. 食事に関する症状
1) 日本神経学会 監, 「認知症疾患診療ガイドライン」作成委員会 編：認知症疾患診療ガイドライン2017. 医学書院, 2017.

3. 排泄・清潔ケアに関する症状
1) 日本神経学会 監, 「認知症疾患診療ガイドライン」作成委員会 編：認知症疾患診療ガイドライン2017. 医学書院, 2017.

4. 感情に関する症状
1) 岡田和悟, 他：やる気スコアを用いた脳卒中後の意欲低下の評価. 脳卒中, 20(3)：318-323, 1998.

5. 動作に関する症状
1) 葛谷雅文：老年医学におけるSarcopenia & Frailtyの重要性. 日本老年医学会雑誌, 46(4)：279-285, 2009.
2) 佐竹昭介他：長寿医療研究開発費平成26年度総括報告書 フレイルの進行に関わる要因に関する研究（25-11）.
3) Chen LK, et al: Sarcopenia in Asia: consensus report of the Asian Working Group for Sarcopenia. J Am Med Dir Assoc, 15(2): 95-101, 2014.
4) 荒井秀典：サルコペニアとフレイル. 葛谷雅文他編, フレイル―超高齢社会における最重要課題と予防戦略. p.18-22, 医歯薬出版, 2014.

6. 精神に関する症状
1) 日本神経学会 監, 「認知症疾患診療ガイドライン」作成委員会 編：認知症疾患診療ガイドライン2017. 医学書院, 2017.

コラム

認知症と自動車運転
1) 警察庁：認知機能検査について.
https://www.npa.go.jp/policies/application/license_renewal/ninchi.html

成年後見制度
1) 五十嵐禎人：成年後見制度. 日本医師会雑誌, 147 特別号（2）, S370-S371, 2018.

索　引

【 数 字 ・ 外 国 語 】

著者略歴

羽生 春夫 （はにゅう はるお）
東京医科大学高齢総合医学分野 特任教授
南東北グループ総合東京病院認知症疾患研究センター長
1981年東京医科大学卒業，1985年東京医科大学大学院卒業．東京医科大学老年病学講座助教，講師，准教授を経て2009年教授，2013年高齢総合医学分野主任教授，2015年副院長，認知症疾患医療センター長，2020年4月より現職．笹川医学医療研究財団奨励賞，佐々医学賞，東京都医師会医学研究賞等を受賞．日本老年医学会理事，日本老年学会理事，日本認知症学会理事，日本脳血管・認知症学会理事．2019年第38回日本認知症学会学術集会会長，2020年第62回日本老年医学会学術集会会長．
専門は老年医学，神経内科学で，日常の臨床では多数の認知症患者を診察し，早期診断や有効な治療法の開発とともに予防等の啓発に努め，糖尿病性認知症という新たな認知症病型を提唱．多くの著書があり，ＮＨＫ「きょうの健康」などのテレビ出演も多数．

櫻井 博文 （さくらい ひろふみ）
東京医科大学高齢総合医学分野 教授
1982年東京医科大学卒業，1991年東京医科大学老年病学講座助教，講師，准教授を経て，2013年高齢総合医学分野准教授，2015年より現職．2012年東京医科大学病院総合相談・支援センター副センター長併任，2015年認知症疾患医療センター副センター長併任，2020年同センター長併任．専門医・指導医（日本老年医学会，日本認知症学会，日本神経学会）．
1999年より東京医科大学病院にてもの忘れ外来を担当，地域との認知症ケアのネットワーク構築を目指し，2003年より近隣医師会との連携を推進．2005年より新宿区の認知症・もの忘れ相談を担当し，行政との連携も推進．2005年より認知症家族の介護者教室も開催．

まるごとわかる！　認知症

2020 年 6 月 10 日　1 版 1 刷　　　　　　　　　　　　©2020

著　者
はにゅうはる お　　　　　さくら い ひろふみ
羽生春夫　　櫻井博文

発行者
株式会社 南山堂　代表者 鈴木幹太
〒113-0034　東京都文京区湯島 4-1-11
TEL 代表 03-5689-7850　　www.nanzando.com

ISBN 978-4-525-50191-4　　定価（本体 2,500 円＋税）

JCOPY　〈出版者著作権管理機構 委託出版物〉
複製を行う場合はそのつど事前に（一社）出版者著作権管理機構（電話03-5244-5088,
FAX 03-5244-5089, e-mail: info@jcopy.or.jp）の許諾を得るようお願いいたします.

本書の内容を無断で複製することは，著作権法上での例外を除き禁じられています.
また，代行業者等の第三者に依頼してスキャニング，デジタルデータ化を行うことは
認められておりません.